U0344917

心 理 学 宇 宙 系 列

失 眠 星 人
自 救 指 南

心理学让你安然入梦

李鸿源 著

中国法制出版社

CHINA LEGAL PUBLISHING HOUSE

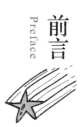

前言
Preface

　　失眠是一种最常见的睡眠障碍，每个人的一生当中，或多或少都可能有过失眠的经历。偶尔的失眠并不可怕，也不需要采取特别的措施进行治疗，随着你的情绪趋于稳定，心态恢复平和，或是对于环境的适应性逐渐提升，失眠的问题也会自然消失。

　　可要是失眠连续、长期发生，并引发了功能障碍，就应当引起你的足够重视，千万别让失眠将你的身心健康悄悄"偷走"。

　　为了提升睡眠质量，有不少失眠者尝试过各种各样的方法，但往往是"治标不治本"。为了能够睡个好觉，有的失眠者还会服用安眠药，可随着身体耐药性的增强，安眠药的助眠效果会越来越差。而且服药还会引起心理依赖，停用后可能会导致更加严重的失眠。

　　出现了这样的结果，说明人们还没有弄清失眠的根本原因，没有做到"对症下药"，所以才无法走出失眠的阴影。

　　事实上，引发失眠的心理原因远比生理原因多，所以我们只有弄清失眠的心理"病根"，进行全方位的心理调整，才能最终战胜失眠。

这也是我们撰写本书的原因，本书是一本帮助大家从心理学角度了解失眠问题的书籍。阅读本书后，你会发现失眠并不仅仅是"睡不着觉"那么简单，在失眠的背后，反映出的是亟待解决的各种心理问题。

如果你正经受着失眠的折磨，不妨对照本书所讲的科学知识，尝试纠正思想上的一些误区。你还可以阅读和学习本书提供的大量真实病例，去深入了解引起失眠的心理问题，改变自己对失眠的固有看法或极端思维。

做好了这些准备工作后，你可以从缓解心理压力、调节情绪入手，让自己能够恢复身心内外平衡，进入容易安睡的状态。

本书融汇了大量科学的精神分析方法、认知疗法、行为疗法、系统疗法等心理治疗方法，如弗洛伊德的"梦的分析"，积极心理学的"ABCDE乐观训练法"，为自己灌输积极意识的"自我暗示法"，放松身体的"松弛反应训练"，减少在床上的非睡眠时间的"睡眠限制疗法"，打破精神交互作用的森田疗法等。

值得一提的是，本书还格外强调对于日常生活的管理，这些工作看似简单，但若能与心理调节相配合，在改善睡眠时就能够起到事半功倍的效果。

如果你能够在做好心理调节的同时，建立起良好的睡眠习惯，注意调理饮食、合理运动、布置好安睡环境、准备好睡前"仪式"，失眠一定会逐渐远离你。

在前言的最后，要对周婷老师表示感谢，在她的一并努力下，本书得以尽快写作完成。另外，于富荣、于福莲、曹烈英也对本书的写作提供过帮助，在此一并表示感谢。

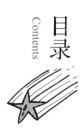

目录
Contents

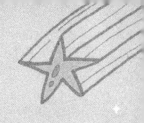

第一章

你真的会睡觉吗？
——揭开睡眠和失眠的真相

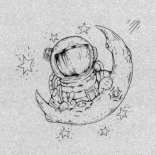

睡眠是一种重要的生理现象

睡眠是一种重要的生理现象，也是我们的人生历程中必不可少的组成部分。大多数人一生中的睡眠时间超过了生命总时长的1/3，但是很少有人会去思考它到底有多么重大的意义。很多人正处于睡眠缺乏的状态，但却习以为常，结果常常会引发惨痛的案例。

睡眠，其实并不像我们想象中的那么简单，它不是单纯的"上床睡觉"，而是自有一套独特的运行机制。我们只有对睡眠机制进行充分的了解，才能解开睡眠的奥秘，才知道该如何保护自己的睡眠。

下面，就让我们一起来了解一下睡眠的基本知识吧。

1.睡眠的原因

关于睡眠的原因，至今没有统一的说法。科学家提出了"体力恢复理论"，认为睡眠能够起到休息和恢复的作用，可以帮助消除疲劳，弥补一天劳累造成的"损耗"，有助于人体各种功能的正常"重启"。美国著名的睡眠学家哈特曼更进一步指出睡眠还能够消除精神疲劳，能够让人们保持精神振奋、情绪正常。

也有心理学家提出了"演化理论"，认为睡眠是人类在生存过程中长期演化而来的，人类之所以需要在夜间找到固定地点睡眠，是因为缺乏夜行能力；睡眠可以帮助人类更好地适应环境，也能够逃避野兽侵袭，还能够节约大量体能。从某种意义上来看，睡眠可能是大自然赐予人类的最珍贵的礼物。而我们要维持身体和心理的健康，就必须让睡眠、清醒正常交替，形成规律的平衡。

2.睡眠的信号与周期

不管睡眠的原因是什么，不可否认的是，睡觉是人们不可避免的行为。那么，正常人什么时候需要睡眠呢？心理学家们认为这取决于身心接收到的外源信息和内源信息。外源信息包括昼夜变化、时间变化等外部因素，而内源信息则是人体自身发出的睡眠信号，如体温变化、激素释放等。

日本学者西野精治就提出了睡眠的"体温开关"理论，他认为体表温度和体内温度的差距缩小时，人更容易入睡，所以在睡前可以通过洗热水澡等方式，先让体表和体内的温度升高，再通过散热来缩小温差，这样更有助于睡眠。

在接收到了昼夜、体温、激素等各种"信号"后，人们就会开始入睡。而"轻度睡眠"就是睡眠的开始。在这个阶段，脑波发射频率逐渐放慢，振幅变小，人们会有昏昏欲睡的感觉。

经过第一阶段后，人们会进入第二、第三和第四阶段的睡眠，在这三个阶段，肌肉会逐渐放松，脑电波也会变慢。

3.非快速眼动睡眠与快速眼动睡眠

这四个阶段又被统称为"非快速眼动睡眠（慢波睡眠）"，也叫"正相睡眠"。在此期间，人体会出现以下几种明显特征：

（1）人体的肌张力会下降，运动幅度降至最小，体温和脑温降低；

（2）脑电波中正常的α波随着睡眠程度的加深而减少，直到完全消失，并会出现每4~6秒一次的慢波和每秒0.5~3次的高波幅的梭形慢波；

（3）血液循环、呼吸、心率都会减慢，胃肠道功能增强；

（4）大部分的感觉输入不到大脑皮层，也很少会出现梦境；

（5）分泌生长激素，促进生长和修复。

如果在中睡期或深睡期被强制叫醒，人们会觉得意识迷迷糊糊、精神不太清醒，若是不能继续睡眠，哪怕过了几个小时后，人们还是会觉得头脑昏沉，精神不振，这正是大脑在发出需要睡眠的信号。

与"非快速眼动睡眠"相对的是"快速眼动睡眠"，或者叫作"快波睡眠"。人在睡眠期间，非快速眼动睡眠和快速眼动睡眠总是交替进行。快速眼动睡眠的主要特征是：

（1）人体肌张力几乎丧失，身体不能活动；部分肌肉如面肌、口角肌和四肢的一些肌肉群可出现轻微的抽动。

（2）大脑复苏，脑电波节律加快，振幅变小，由慢波变为快波。

（3）呼吸、心率加速，但不规则；血压、体温升高。

（4）眼肌和内耳肌活跃，眼球快速左右摆动，并会伴有清晰的梦境。

快速眼动睡眠又被称为"异相睡眠"，一般历时10~30分钟，从表面上看处于异相睡眠中的人似乎睡得不深，但却不容易被唤醒。

众多研究人员指出，快速眼动睡眠有助于巩固与程序性、空间性相关的记忆，如果长期阻断快速眼动睡眠，会引起严重的认知障碍，可出现记忆力减退、注意力分散、情绪不稳定、智力下降等多种问题。

了解了上述与睡眠有关的科学知识后，我们会发现睡眠的每个阶段都是非常重要的，为了保证身心健康，在日常生活中，我们一定要注意保护自己的睡眠，特别是在快速眼动睡眠阶段，尤其要注意避免干扰，才能增加睡眠的有效时间，让自己能够保持一个良好的身心状态。

睡眠个体差异：最佳睡眠时间因人而异

睡眠人人需要，但我们也应当认识到，睡眠是存在个体差异的，每个人需要的最佳睡眠时间不尽相同。

虽然社会上流传着这样的说法："每天保证8小时睡眠时间，才算是拥有优质睡眠。"可事实上，8小时睡眠不一定适合所有人。

曾经担任英国睡眠协会会长的尼克·利特尔黑尔斯也告诉我们："不要过分追求8小时的睡眠时间，因为这会造成巨大的精神压力，反而会影响你的睡眠质量。"

　　42岁的马华在某医院担任医务科科长，他身兼数职，每天忙得不可开交，睡眠时间常常达不到8小时，但他看上去总是精神焕发、神采奕奕，工作效率也很高，让同事们非常佩服。

　　有好奇的朋友曾经观察过他的睡眠情况，发现他入睡很快，躺在床上没几分钟就睡着了，睡着后呼吸深长、均匀，睡姿比较固定，很难被唤醒，但醒后自我感觉疲劳全消，头脑也非常清晰。

　　与马华相反，25岁的陶乐对"8小时睡眠"理论极为信服，她要求自己每天必须睡足8个小时，周末如果没有什么事情还要在床上多睡一会儿。

　　可是她的睡眠质量却明显比不上马华，她入睡比较困难，上床后最少需要半小时才能入睡，睡着后呼吸较浅、不太规律，四肢偶尔会出现抽动情况。而且她很容易被唤醒，醒来后头脑昏昏沉沉，精神不足，就像一夜不曾入眠一样，白天还经常打哈欠，说自己"很困"。

　　对比马华和陶乐的睡眠情况，你会发现两人所需要的睡眠时间有很大差异。在生活中，确实有很多人会像马华一样，每夜睡6~7个小时，也能得到充分的休息，白天会表现得精力充沛、情绪稳定，处理事务井井有条。

因此，如果你也有入睡快、睡眠深、精力恢复较好等情况的话，就不必追求8小时睡眠，否则难免会像陶乐这样因为睡眠时间过长而引发神经系统紊乱、心脏功能减弱，最终会造成失眠、头昏脑涨、身体疲倦等不良后果。

根据美国癌症学会和美国加州大学圣地亚哥药学院的一项研究，成年人的睡眠若是在6.5~7.4小时之间，死亡率最低，但若是睡眠时间少于4.5小时或高于9.4小时，死亡率就会明显升高。

也就是说，睡眠时间过长和过短都不利于健康，那么，我们该如何找到属于自己的"最佳睡眠时间"呢？

1.根据自己的睡眠周期安排睡眠时间

在上一节我们已经了解到，睡眠周期可分为非快速眼动睡眠和快速眼动睡眠两个阶段，而研究发现一个睡眠周期为90~100分钟。一个周期结束后，你可能会醒过来，之后会进入下一个睡眠周期，但你通常不会记得自己曾经醒过。

在一夜之间，大概会出现4~5个睡眠周期。如果某个周期还没有完成，比如正处于深睡眠状态的时候，却被突然惊醒，你便会感到头昏脑涨、精神不振。

因此，你可以按照睡眠周期来计算自己需要的睡眠时间——先给自己选择一个固定的起床时间，再倒推入睡的时间。假设你希望获得5个睡眠周期，按照一个周期90分钟计算，你需要450分钟的睡眠时间，即睡足7个半小时。

也就是说，如果你打算在早上7点起床的话，你就得在晚上11点半入睡，考虑到上床入睡还需要一定的时间，所以你还得把这段时间也算入其中：若你每天上床后需要20分钟才能入睡，你就得坚持在晚上11点10分前上床，这样才能让自己获得5个完整周期的睡眠。

2.逐渐探索最适合自己的睡眠周期

由于每个人对睡眠时间的需求不一样，所以你在规划睡眠周期时，还可以自行探索最适合自己的安排。

比如，你可以尝试5个周期（7个半小时）的睡眠时间，坚持1~2周后，如果睡眠质量没有提升，醒后仍然感觉疲倦，就说明这样的时间安排并不适合你。

那么你可以尝试4个周期（6个小时）的睡眠时间，看看自己会有什么样的变化，如果你感觉没有睡够，还可以将睡眠时间调整为6个周期（9个小时），直到找到自己理想的睡眠时间。

需要指出的是，就像每天不必强求睡足8小时一样，你也无须强迫自己一定要睡足几个周期。偶尔因为特殊的工作或生活安排打乱了一两天的周期，你也不必耿耿于怀，否则反而会影响正常的睡眠质量。

为什么好睡眠如此重要?

睡眠是否足够,除了有时间的要求外,还有质量的要求。夜间睡眠质量良好,白天你就会感觉神清气爽、精神振奋;相反,若是睡眠质量欠佳,或是出现了失眠情况,你就会感觉精神不振、头脑不清醒,有时还会出现烦躁、易怒等情绪问题。

36岁的龚晨是一名成功的企业家,他有很强的事业心,为了公司能够正常运转,他付出了全部的心血。

每天白天,他会在公司认真处理事务,晚上则要参加各种应酬活动,直到凌晨才能上床休息。时间长了,他自觉身心疲惫,在工作时也经常出现专注力下降的问题。

最近这半年来,他的睡眠质量越来越差,入睡十分困难,睡着后容易被惊醒,每晚只能睡3~4个小时。

更糟糕的是,他常常会觉得"思路受阻",在进行决策时常有力不从心的感觉;而且他情绪容易急躁,有时在公司遇到一点烦心事就会大发雷霆、责骂下属,事后又会为自己控制不住情绪而感到后悔。

龚晨长期在高强度、高压力的环境下工作,精神压力很大,睡眠时间又得不到保证，这才出现了失眠、思虑过重、情绪失控等问题，心理适应能力、注意力和创造力也出现了不同程度的下降。

这也提醒了人们，一定要重视睡眠的作用，平时要保证充足、良好的睡眠，才能让身心保持健康状态。

那么，好睡眠到底能够发挥哪些重要的作用呢？

1.可以让大脑获得"修复"

科学家在研究中发现，睡眠是大脑清理代谢废物的重要时段。当人进入睡眠状态后，休息中的脑细胞体积会收缩，细胞外（间质）空间增大，脑脊液更容易在其中流动，有助于带走代谢废物，为大脑"减负"。所以睡眠质量好的人会表现得精力充沛、思维敏捷、办事效率很高。

相反，要是出现了睡眠不足的情况，大脑就会因为代谢废物堆积而出现衰老加速、功能下降的问题，所以长期失眠者常会有记忆力减退、注意力不佳、精神萎靡、工作效率降低、容易烦躁或激动的情况，这正是大脑无法得到及时修复而造成的后果。

2.可以优化和巩固记忆

认知心理学家认为睡眠还有优化记忆的作用。在睡眠过程中，脑细胞会进行"整理""保存"的工作，可以保留重要的记忆，清理不重要的记忆。如果你在工作、学习中遇到了困难，大脑还会对这些新的记忆进行强化，使之变得更加稳定。

不仅如此，在睡眠过程中，潜意识还会调用你的记忆进行富有想象力的创造工作。据说，德国有机化学家凯库勒在废寝忘食研究苯结构的时候，不小心睡着了。在睡梦中，他竟然看见无数碳原子在自己眼前跳跃，后来它们旋转着、环绕着，组成了互相咬着尾巴的蛇的形状。凯库勒在醒来后立刻意识到这就是自己想要寻找的答案……

类似这样在睡梦中解决难题的例子并不少见，而这正是潜意识调取记忆进行"思考"的结果。在清醒时，你很难控制潜意识去产生"灵感"，有时越是想要控制潜意识，就越容易滋生焦虑、恐慌、烦躁情绪。可当你处于睡眠状态时，表意识逐渐"放松"，潜意识就会开始运作，并会获得一些让你感到惊喜的思维成果。

3.可以消除疲劳、恢复体力

高质量的睡眠是消除疲劳、恢复体力的重要环节。在睡眠期间，你的肌肉会放松，体温、心率、血压也会下降，呼吸节奏会放慢，代谢会减缓，这可以为你"节约"生命活动所必需的能量，也可以让你的体力得到较快恢复。

在一夜高质量的睡眠后你会有神清气爽、压力全消的感觉，也能够以较好的状态迎接新一天的工作和学习。

4.可以增强免疫力，促进机体自我康复

睡眠与人体免疫力息息相关，研究人员发现，在睡眠状态下，肝脏排毒能力会上升，细胞会主动消灭侵入人体的细菌和病毒，各组织器官自我康复的速度也会加快。

但若是经常熬夜或是长期失眠，人体的免疫机制就会遭到破坏，身体的抵抗力会大大下降，免疫系统的正常功能也会受到干扰，患病风险会明显增高，各组织器官的自我康复速度也会减慢。所以为了提高免疫力，保护身体健康，应当注意保持充足的睡眠。

5.可以延缓衰老进程，促进长寿

睡眠还会影响人的衰老进程。杜克大学的研究人员曾经进行过相关研究，发现长期失眠的人衰老速度是普通人的4~5倍，由于睡眠不足，在他们身上更容易出现神经衰弱、个体认知功能下降、性功能衰退等问题，女性长期失眠还容易引发"早更"（更年期提前到来）。

正是因为好睡眠如此重要，纽约市圣卢克-罗斯福医院中心的睡眠医学主任雷蒙杰·琼才会说："如果你睡得更好，你肯定能生活得更好。"

的确，好睡眠是健康生活方式的重要组成部分，它对你的生理、心理的各方面有诸多好处，所以平时一定要重视睡眠，出现失眠问题时要积极调理，才能让自己真正享有高品质的人生。

低质量睡眠危害身心健康

在上一节中，我们详细介绍了"好睡眠"的重要性，那么，到底什么样的睡眠才称得上是"好睡眠"呢？

根据2017年美国睡眠协会公布的"睡眠质量建议"，"好睡眠"的标准主要包括以下几点：

第一，入睡时间（睡眠潜伏期）短。一般能在上床后30分钟内入睡。

第二，睡眠比较深。睡着后呼吸深长、不易被惊醒。

第三，醒后容易再次入睡。晚上醒来后，不超过20分钟，便能再次入睡。

第四，睡眠连续性好。无起夜或很少起夜，也很少会被噩梦惊醒，有时醒后很快就会忘记自己所做的梦。

第五，早起精神状态好。起床迅速，不会拖拖拉拉；起床后感觉身体轻盈、头脑清醒；白天思维清晰，工作效率高，不容易产生困倦感。

你可以对照这五条标准进行自我测试，看看自己是否拥有"好睡眠"。如果没有达到上述标准，就说明你的睡眠质量不佳，需要引起足够重视。长期处于低质量的睡眠状态，将会给身心健康带来很大威胁。

23岁的吴迪是一名大四学生。毕业在即，吴迪需要到单位实习，并要上交一份毕业论文，时间本已非常紧张，可他又打算参加当年的研究生入学考试，所以还要腾出时间复习备考。

于是，吴迪白天在单位认真实习，下班后，立刻赶去学校的图书馆，拿出专业书籍刻苦研读，直到晚上11点才会离开图书馆回寝室。

经过了一段时间的紧张生活后，吴迪发现自己的睡眠质量变得越来越差。他本来为自己制订了严格的作息计划，要求自己在晚上12点前必须入睡，早上6点半必须起床。

可是因为身心过于疲惫，早上他很少会自然醒来，总是要靠闹钟将自己唤醒。醒来后又不想起床，常常在床上磨蹭上十几分钟，才不情愿地起床穿衣。

慢慢地，他发现自己的睡眠也变浅了，以前他经常能够一觉睡到天亮，可最近这一个月里，他半夜醒来的次数增多，醒来后也要过上30~45分钟，才能再次入睡。

到了白天，他总觉得精神不振、浑身无力，在单位实习的时候，他坐在办公桌前，竟然会不由自主地睡着……

在吴迪身上，就出现了"低质量睡眠"的问题。在生活中，像吴迪这样的人并非少数。中国医师协会睡眠医学专业委员会曾经发布了一份90后睡眠调查报告，其中显示有68%的90后每天睡眠质量不佳，他们用"烦躁""苦涩"来形容自己的睡眠质量，还有少数人彻夜难眠。

他们有的像吴迪一样有极强的上进心，经常强迫自己按点睡觉，可因为睡眠质量不好，得不到充分的休息，又无法按点起床，导致生活作息日渐紊乱。

他们还会像吴迪一样在结束了辛苦的脑力活动后，立刻躺下睡觉，可此时神经系统还处于比较兴奋的状态，自然会出现入睡困难的问题。

"低质量睡眠"问题不可忽视，因为它会造成很多不良影响。

1. 会引发心理问题

英国伦敦大学的心理学教授通过研究发现，睡眠不好会导致情绪低落。但若是注意改善睡眠，则可以减轻甚至避免产生抑郁情绪。

无独有偶，美国佛罗里达大学的学者们也发现低质量睡眠会让人变得脾气暴躁，并对第二天的工作产生厌倦情绪，而且这种影响在女性身上尤为明显。因此，为了保持心理健康，平时就要注意改善自己的睡眠质量。

2. 会造成思维能力下降

低质量睡眠还会影响大脑的休息效果，因而会损害创造性思维和处理事务的能力。长期睡眠不好，还会引起注意力无法集中、记忆力和判断力下降、反应灵敏度降低、决策能力减弱，继而就会影响到工作和学习的效率。

严重失眠者在面对工作、学习、生活中遇到的棘手问题时往往会出现手足无措的情况，无法充分利用自己掌握的知识和经验处理好问题，同时失眠者的阅读、书写、思考也会变得迟缓。

3.会影响身体健康

低质量睡眠还容易诱发多种疾病。比如因为心脏得不到很好的休息，心血管压力会不断增加，容易引发心血管疾病；再如睡不好的时候，肝脏正常的解毒功能会受到影响，也会损害身体健康，而且患脂肪肝的概率也会提高。

另外，低质量睡眠还会影响儿童正常的生长发育，这是因为在睡眠期间，生长激素的分泌可以连续数小时维持在较高水平，如果儿童或青少年长期睡不好觉，就会造成发育滞后，而且会引起免疫力低下的问题，从而容易生病，体质也比不上同龄人。

此外，女性睡眠质量差，可引发月经不调，也会加重更年期综合征的症状，并且还会影响皮肤的正常代谢和修复功能，对皮肤美容十分不利。所以长期睡眠不好的女性往往会有面容憔悴、皮肤苍老易长斑、容易脱发的情况。

4.会引起肥胖问题

低质量睡眠还会让体内消脂蛋白的浓度下降，而这种物质有抑制食欲的功效，所以在睡不好的时候，你往往会有更加旺盛的进食欲望。另外，低质量睡眠还会让新陈代谢减缓，使脂肪消耗速度变慢，因而会引起肥胖问题。芬兰赫尔辛基大学的研究人员曾收集过近9000名女性的健康数据，发现每天睡眠时间少于5小时的女性，体重比睡7小时以上的女性平均多出5千克。

更可怕的是，低质量睡眠还有引发猝死的风险。这是因为睡眠质量长期不佳，会让人体持续处于应激状态，从而不断分泌肾上腺素等激素，可造成血管收缩异常，心源性猝死的风险也会由此增加。

因此，我们平时一定要提高警惕，不管工作、学习有多么繁忙，都必须保证有充足的"好睡眠"。

你的失眠是哪种类型？

睡眠对于我们每个人都是如此重要，可要是出现了失眠问题会怎样呢？

提到失眠，你可能马上会想到"睡不着"，其实这只是失眠的症状之一。失眠还会有很多其他的症状，如睡眠质量低、易醒、早醒、健忘、日间容易疲劳、嗜睡、注意力涣散、记忆困难、反应迟钝等。如果连续3周以上感到睡眠不足，并引起了明显功能障碍，就会被诊断为"失眠症"。

引发失眠的原因有很多，由此导致的失眠症状也有不同之处。

所以，我们不能把失眠等同于"睡不着"，而应根据失眠的病因和持续的时间长短，准确判断失眠的类型，在此基础上才能有针对性地采取干预措施。

按照持续的时间长短，失眠可以被分为以下几种类型。

1. 短暂性失眠

短暂性失眠持续时间一般不超过1周，可能是因为突然遭遇情绪刺激或较大压力引起的，也可能是由某些疾病引发的。

另外有的人因为倒时差、轮班工作或是来到高海拔地区，也会出现短暂性失眠。这类失眠一般会随着时间的推移逐渐缓解，但若是处理不当，也有可能发展为短期性失眠或长期失眠。

2. 短期性失眠

短期性失眠持续时间会大于1周，但一般不会超过1个月，可能是因为患有比较严重的疾病，或是遭受严重而持续的压力引发的。

一般经过自我心理调节或求助专业医师治疗后，失眠症状会得到明显缓解。但若是处理不当，短期性失眠也有可能发展为长期失眠。

3. 长期失眠

持续时间超过1个月的失眠，属于长期失眠。长期失眠的成因一般比较复杂，对身心的负面影响也更为严重，比如，长期失眠会诱发抑郁、焦虑等情绪功能障碍，还会加速衰老进程，可能引起高血压、心脏病等疾病的恶化，甚至可能引发猝死。因此，长期失眠者一定要及时就诊，以便找到引发失眠的原因，并采取干预措施。

40岁的冯宝珍是一名剧作家，在10个月前，她因为遇到写作瓶颈，自感压力加大，出现了入睡困难、睡眠浅、易醒、睡眠时间明显减少等问题。

为了让自己睡个好觉，她开始服用助眠药物，间断服用1~2片后，发现睡眠质量有一定改善，白天也能够坚持写作。

可是在6个月前，冯宝珍为了完成写作任务，不得不熬夜赶工，导致入睡困难的问题加重；白天她也觉得注意力难以集中，并且还出现了记忆力下降的问题，严重时她坐立不安、烦躁不已；偶尔还会出现头晕、耳鸣、心慌、出汗等症状。

2周前，冯宝珍的失眠问题变得更加严重了，每次服用3~4片助眠药物，才能睡上1~2个小时，有时整天都无法入睡，头晕的发作也更加频繁了……

在这个案例中，冯宝珍就是一名典型的长期失眠者，因为没有采取正确的调理和治疗措施，她的失眠情况越来越严重，还引起了一些身心症状。此时她应当停止自行用药，并抓紧时间就医，请医生诊断治疗，避免失眠对自己的健康造成更加严重的影响。

按照病因的不同，失眠可以被分为原发性和继发性两大类。

1.原发性失眠

原发性失眠通常缺少明确的病因，有时排除了或治愈了可能引起失眠的病因后，失眠未能痊愈。原发性失眠者对自己的睡眠质量不满意，并会对失眠症状感到忧虑、恐惧，而这些不良情绪又会加重失眠症状，使得失眠者的社会功能受损，严重时甚至不能参加正常的工作、学习活动。

原发性失眠常在青年或中年期发病，较少出现在童年或少年期。主要症状表现为入睡困难、睡眠浅、多梦、中间清醒次数过多，以及睡眠时间缩短、早晨容易早醒、醒后不解乏等。这些症状每周至少出现3次，而且至少已经持续了1个月时间。

2.继发性失眠

继发性失眠常继发于疼痛或其他躯体疾病，也有因使用药物、精神障碍、环境改变等因素引起的失眠，持续时间一般比较短暂。

继发性失眠的常见诱因有：

（1）疾病因素。关节疼痛、过敏性鼻炎、泌尿系统感染、消化性溃疡、肿瘤、不宁腿综合征以及一些心肺疾病、皮肤疾病会让患者感觉十分不适或瘙痒、疼痛，并会引起入睡困难、清醒次数增加。

（2）药物因素。抗高血压药、利尿药、抗心律失常药、糖皮质激素、平喘药物、抗抑郁药、健脑药物等的副作用常常会引发失眠。例如平喘药物氨茶碱等对中枢神经系统具有兴奋作用，可引发失眠。

另外，有的失眠者自行服用不对症的催眠药物，用量也不恰当，就可能引起"睡眠倒错"——白天镇静，夜间烦躁不安、难以入睡。

（3）精神因素。情绪过度紧张、兴奋、焦虑、悲伤、愤怒等，可引起短暂性失眠，症状以入睡困难为主；患有抑郁症、焦虑症、强迫症、阿尔茨海默病等疾病，则容易引发长期失眠，症状以多梦易醒、晨醒过早为主。

（4）环境因素。因为搬家、乘坐长途车船、出国旅行等原因造成了环境变化，容易引起身心不适，进而可引发失眠。另外，光线、声音、温度等环境因素也会影响睡眠。

（5）个体因素。个人有一些不良生活习惯，如喜欢在睡前观看情节刺激的影视剧或小说，喜欢饮茶、喝咖啡、吸烟、饮酒等都可能导致入睡困难。再如上夜班改变了作息习惯，或是周末、节假日一再延迟入睡时间，都会让正常的睡眠节律遭到干扰，也可能引起失眠。另外，年龄越大，失眠的发生率也会越高。像60岁以上的老年人因为体质下降、器官机能退化、患病概率增加，再加上情感比较脆弱，敏感，容易思虑过多，对一些应激事件的承受力减弱，就常常会出现入睡时间长、睡眠浅、易醒、早醒、夜尿频多的问题。

除此以外，按照失眠的特点，我们还可以将失眠分成以下几种类型：

（1）起始失眠，也就是入睡困难。失眠者的睡眠潜伏期很长，不容易进入睡眠状态，并会因此感到烦躁不安、心慌难忍。

（2）终点失眠，也就是容易早醒。失眠者睡眠持续的时间较短，往往会比预定的起床时间更早醒来，有的失眠者可能只能熟睡2~3个小时，就会被惊醒，之后也很难再进入睡眠状态。

（3）间断失眠，指的是睡眠的连续性较差。失眠者在睡眠期间常常被惊醒，但醒后经过一段时间还能继续入睡，然而由于睡眠经常间断，休息的效果并不理想。

总之，失眠的类型不同，病因、病程、特点也各不相同。想要改善失眠症状，就得先辨认清楚自己的失眠类型，再找出失眠的真正病因，然后对症调理，才能起到良好的效果。

失眠不是"神经衰弱"的代名词

"神经衰弱"对于我们来说是一个耳熟能详的名词，但很多人不一定清楚它真正的内涵。人们常常会把"伴发失眠的神经衰弱"与"失眠"混为一谈，只要自己晚上睡不着觉，容易做梦，就会认为自己患了"神经衰弱"，但这其实是不正确的。

37岁的脑力工作者张悦已经有10年的失眠历史了。最初失眠时，她每晚基本能睡着4~5个小时，不过入睡比较困难，睡着后容易做梦，也常常会被惊醒，醒来后就很难再睡着了。

　　最近3年来，张悦自我感觉失眠的情况逐渐加重，晚上几乎无法安睡，也不会做梦。不过她的精神状态还算不错，能够继续胜任工作，只是偶尔会有疲乏和苦恼的感觉。她曾经自行用过一些安眠药和中成药，但失眠问题没有获得明显改善。

　　为了摆脱失眠，她来到了当地的一家大医院，接受了医生安排的一系列检查，包括心电图、脑电图、精神检查等。

　　在精神检查中，医生发现她言语思维正常、情感协调自然，偶尔会为一些事情或自己的睡眠障碍产生短暂的苦恼情绪，但总体来说智力和自知力正常。

　　最终医生给出的诊断结果是"失眠症"。

在这个案例中，睡眠障碍几乎是唯一的症状。而在张悦的整个病史中，她偶尔会因为生活琐事或失眠产生一时的情绪波动，甚至会加重睡眠障碍，但这种波动很快会消除，而且也没有发现其他精神症状，所以医生才会下结论为"失眠症"而不是"伴发失眠的神经衰弱"。

由此可见，失眠和神经衰弱确实不是一回事。

失眠是指因为各种原因引起的入睡困难、睡眠深度和频率下降，以及睡眠时间减少等情况。

而神经衰弱是一种比较宽泛的称谓，指的是大脑在长期的情绪紧张和精神压力的作用下，出现了精神易兴奋、脑力易疲劳的一系列症状。

失眠与神经衰弱之间确实存在一定的联系，比如长期失眠会引发神经衰弱的后果，而神经衰弱患者的病症又会引起或加重失眠，但我们不能因此将两者混为一谈。因为神经衰弱包括的症状很多，会影响到情绪、思维、认知、躯体等多个方面，而失眠仅仅是神经衰弱的症状之一。

与此同时，你还应当注意到，引起失眠的原因也有很多，比如有生理因素、环境因素、心理因素、精神因素、躯体疾病因素等，所以在出现失眠问题后，不能想当然地认为自己"患上了神经衰弱"，而是要进行自我鉴别，避免误判。

那么，应当如何辨别神经衰弱和失眠呢？

1.要从症状表现来进行辨别

失眠最明显的症状就是睡眠障碍，包括入睡困难、多梦易醒、睡眠不深、容易早醒且醒后睡不着等。此外，失眠者会有白天困倦、注意力和记忆力下降、嗜睡等症状。

神经衰弱的症状表现比起失眠要复杂得多，比如神经衰弱者除了有睡眠障碍外，还容易陷入难以控制的回忆和联想中，十分痛苦（这就是"精神易兴奋"的症状）；神经衰弱者会出现脑力下降、体力不足、反应迟钝、健忘、工作效率下降的问题，而且休息之后也难以恢复（这就是"脑力易疲劳"的症状）；此外，神经衰弱者还会有烦恼、紧张、轻微焦虑和抑郁之类的情绪症状，并会有头晕眼花、耳鸣、心慌、头痛、肌肉酸痛、消化不良、腹胀、多汗、尿频之类的躯体症状。

你可以根据这些症状判断自己是单纯的失眠还是因为神经衰弱引起了睡眠障碍。

2.要从病因来进行辨别

失眠的病因是非常复杂的，有时可能因为环境中的湿度、温度不适宜，或是受到了光照、噪声的干扰，就会引起失眠。还有些人因为突然改变了生活习惯，造成了睡眠周期紊乱，也会导致失眠。另外，遇到了烦心事，或是患有焦虑症、抑郁症、强迫症等都会引发失眠。

至于神经衰弱，主要与人的心理状态和受到的精神压力有关，像长期从事脑力劳动的上班族就是神经衰弱的高发人群。这是因为这类人长期过度用脑，面临的精神压力也很大，致使神经处于紧张状态，大脑则常常处于过度兴奋状态，这会导致神经系统的超负荷问题，久而久之，大脑无法得到正常的修复和抑制，神经系统功能也容易发生紊乱，难免会引发神经衰弱。

还有些人自身性格特征偏向自卑、敏感、多疑、急躁、好胜心强，也会让大脑长期处于紧张状态，引起神经衰弱。

综上所述，神经衰弱与失眠是有很大区别的，虽然会出现相似的症状，但为了能够更好地治疗疾病，你应当多了解两者各自的特征，同时要积极地进行对症治疗。特别是神经衰弱，因为难以治愈，病情也容易反复，所以一定要及时就医，避免拖延。

经过医生确诊，如果是神经衰弱引起的失眠，就应当注意以调整心理、改善情绪为主，药物治疗为辅，逐步祛除病因，同时要注意增加大脑营养，才能获得有效的改善。

别滥用药物治疗失眠

在出现失眠问题后，有的失眠者会自行服用安眠药物，想借助药物的镇静安眠作用暂时摆脱失眠的痛苦。

然而，安眠药物是不能乱服用的，如果服用了不恰当的药物，不但无法缓解失眠症状，还可能引发很多不良后果。更糟糕的是，长期滥用安眠药物，还会让人对药物产生依赖性。

28岁的张旭佳是一名财务工作者，平时工作压力很大，稍有不慎就会出现账目错误。由于长期精神紧张，她开始出现失眠问题，最初只是偶尔失眠，可一段时间后，失眠症状加重，有时整夜都无法入睡。

为了节省时间，张旭佳没有去医院就诊，而是自作主张服用了医生给妈妈开的安眠药，剂量也和妈妈服用的一样——每天服用两粒。

刚开始服药时，她晚上入睡变得容易多了，可早上却总是醒不来，白天上班时也觉得头昏沉沉的。

不久，这种情况有所改善，张旭佳还认为是药物发挥了作用。可好景不长，她又开始睡不着了。这次她决定增加剂量——每天服用4粒……

张旭佳在服用安眠药时，犯了以下这几个错误。

1.服药过于随意

对于自己的失眠问题，她没有给予足够的重视，而是随意服用医生给家人开的药物，但这样的药物却不一定对症。事实上，失眠可能与很多种疾病有关，而且失眠症状不同，选择的药物也会有较大差别。所以失眠者必须去正规医院就诊，再由专业医师决定是否应当用药，以及应当服用哪一种安眠药物。

2.用药的剂量偏大

对于初次服用安眠药物的人来说，一般只要从最小的剂量开始服用，就能够达到比较满意的治疗效果。可张旭佳却按照医生给家人规定的剂量用药，导致剂量偏大，引发了嗜睡乏力、头脑昏沉、萎靡不振等副作用，这就是安眠药物引发的"宿醉"现象。

3.对药物过于依赖

在解决失眠问题时，除了服用药物外，失眠者还应注意改善自己的心态、缓解心灵的压力，并要注意调整自己的作息习惯，同时在生活中也要从饮食、运动等方面做好调养，才能使睡眠质量获得改善。可张旭佳却一味依赖药物，发现药物的助眠效果减弱后，又不断加大剂量，这样很容易引起药物依赖（成瘾症），还会引发精神不振、反应迟钝、情绪失控、记忆力减退等不良反应。

由此可见，滥用安眠药物是不可取的。失眠者应当尽快去医院就诊，并向医生详细陈述自己过去2~4周内的总体睡眠状况，包括入睡潜伏期（从上床睡觉到睡着的时间）、总睡眠时间、做梦情况以及睡眠中清醒次数和持续时间等。

另外，失眠者还应按照医生的引导详细描述失眠后自己在情绪、兴趣、精力状况、注意力、记忆力、工作效率、食欲等方面的变化，并要结合躯体和精神疾病的病史以及过去服用药物的情况等，请医生进行综合分析。

医生会根据失眠者提供的信息安排必要的化验和检查。比如会进行多次失眠潜伏期试验，以鉴别发作性睡病、日间睡眠过度等疾病；也会使用多导睡眠图、体用记录仪等评估失眠者的总睡眠时间和睡眠模式；还会进行指脉血氧监测以了解失眠者在睡眠过程中是否存在缺氧问题。

在明确了病因、病情之后，医生才能作出准确的诊断，并可进行针对性治疗，其中包括药物治疗和非药物治疗两种干预措施。

对于短暂的失眠问题，医生一般不建议服用安眠药物；而对急性失眠患者（病程≥1个月）可以应用心理行为指导，适当结合短期药物治疗。

对于亚急性失眠患者（6个月＞病程≥1个月）或慢性失眠患者（病程≥6个月），在进行规范化药物治疗的同时还应当辅助以心理行为治疗，同时可以结合饮食疗法、芳香疗法、光照疗法等非药物治疗方法。

如果医生安排了药物治疗，失眠者应当遵医嘱按时、按量服用药物，切莫随意减量或停药。有些失眠者担心服用安眠药物会产生依赖性，或是认为药物有副作用，所以对医生的叮嘱置若罔闻，将一切药物拒之门外，这对缓解失眠也是十分不利的。

事实上，对于失眠，医学上已经有成熟的诊疗技术，也有规范的行业指南，所以失眠患者要相信专业医生的判断，并要接受正规治疗，在医生指导下服药，争取早日恢复正常的睡眠。

？小测试：你对睡眠的知识了解多少？

请判断下列观点是否正确：在你认为正确的观点后打上"√"，在你认为错误的观点后打上"×"。

1.睡着后，大脑也处于沉睡状态。

2.睡眠时长低于你对睡眠的需要量1~2小时，你第二天的正常行动会受到影响。

3.闭目养神不能满足身体对睡眠的需要。

4.打呼噜如果不影响到他人，也不会吵醒自己，就没有什么害处。

5.每个人每天晚上都会做梦。

6.年龄越大，所需要的睡眠时间越少。

7.大多数人无法明确说出自己什么时候会犯困。

8.开车时开大音响的音量有助于保持清醒。

9.睡眠障碍是忧虑和烦恼引发的。

10.人体不可能完全适应夜班工作。

11.大多数失眠可以不治而愈。

12.即使前一天睡眠非常充足，第二天还是会因无聊引发睡意。

答案与解析：

1.×。睡着后，身体确实在休息，但大脑中的部分细胞却还十分活跃，能够帮助记忆、清理废物，还能接收刺激并可以学习技能。

2.√。睡眠低于自己的需要量，会造成思考能力下降、警觉力和判断力削弱、免疫功能失调等不良后果。

3.√。闭目养神和睡眠是有很大区别的。闭目养神只是短暂的休息，能起到一定的安神养神的作用，但效果远不如睡眠。

4.×。长期打呼噜（打鼾）或打呼噜严重的人往往都伴有睡眠呼吸暂停综合征，在睡眠时吸入的氧气较正常人少，时间长了会影响记忆力，还有可能引发心血管和呼吸系统疾病，所以爱打呼噜的人应当尽早就诊治疗。

5.√。每个人每天晚上都会做梦，只不过很多人醒后不记得自己曾做过梦。

6.×。老年人生理需要的睡眠时间和年轻人差不多，只不过老年人常常会有午睡习惯，晚上就会睡得少一些，但总计睡眠时间并不少。

7.√。犯困可能由生理因素、环境因素、疾病因素等多种因素诱发，所以人们很难说清自己会在什么时候犯困。

8.×。开车时将音量开得太大，会刺激听觉，引起精神亢奋，严重分散注意力，容易引发交通事故。所以为了避免开车犯困，最好还是提前充分休息，若感觉自己头脑不清醒，则应停下休息，切勿疲劳驾驶。

9.×。睡眠障碍可能由多种因素引起，忧虑、烦恼只是其中一部分原因。

10.√。人体已经适应了24小时昼夜节律，上夜班会打破正常节律，造成睡眠质量差，并会引起过度疲劳、心理压抑等不良反应，所以夜班工作要采取轮班制度，不能连续上夜班。

11.×。出现了失眠后，应当及早进行认知、行为、情绪调节，严重时还要寻求医生的帮助，不能听之任之，否则失眠问题加重，将会影响你的身心健康和生活质量。

12.×。真正引发睡意的是睡眠不足，而不是无聊，无聊只是让睡意变得明显而已。

评分标准：

上述12道题目，判断正确者得1分，最后计算总分。

总分11~12分，说明你对睡眠有很好的了解，也知道如何合理地改善自己的睡眠。

总分8~10分，说明你对睡眠的了解比较充分，但还有少许知识漏洞有待弥补。

总分4~7分，说明你对睡眠的了解还比较有限，需要注意消除一些认识误区。

总分0~3分，说明你对睡眠的了解严重不足，平时对睡眠可能有很多错误的看法，这可能会加重睡眠问题。

本测试为方便大家更快速地了解自己的身体状况，结果仅供参考。

第二章

探索心理"病根"
——是什么偷走了你的睡眠

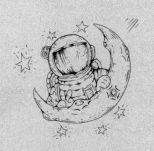

80%的睡眠问题，其实是心理问题

失眠可能由很多种原因引发，其中心理方面的因素占有很大的比例。美国联邦统计局曾经对美国国民睡眠问题进行过调查，结果发现有80%以上的睡眠问题其实是因为人们的心理问题引发的，这类失眠就被称为"心理性失眠"。

比如有的人因为之前的失眠经验，对失眠产生了一种恐惧心理；有的人在工作、学习、生活中遇到了一次或多次应激性事件（如工作出现失误、考试成绩不如意、和恋人分手、和家人吵架等），对心理造成了较大冲击，引发了焦虑、沮丧、自责、愤怒等负面情绪；有的人因为对第二天要发生的事情怀有期待感，引发了兴奋心理，有时还会因为怕睡过头误事而产生紧张心理……

凡此种种心理问题都可能引发失眠，这与心理学上的"心身反应""应激反应"等概念有关。

所谓"心身反应"，也就是心理生理反应，是应激反应的一种，指的是因心理因素激发的躯体机能反应特征。这种反应往往会与心理感受、情绪体验保持一致，情绪一旦恢复正常，相应的躯体反应就会消失。但若是不良心理体验长时间得不到平复，心身现象过于强烈、持久，就会引发神经递质、内分泌系统等的紊乱，失眠就是其后果之一。

对此，心理学家斯皮尔曼还曾经提出过一个失眠成因的3–P模型，"3–P"就是三个以P开头的英文术语，它们分别是：

（1）前置因子（predisposing factors），指失眠者的人格特质；

（2）促发因子（precipitating factors），指失眠者遭遇的各种应激事件；

（3）持续因子（perpetuating factors），指失眠者不稳定的心理状态、不恰当的行为或认知。

斯皮尔曼更进一步指出，失眠最初可由"促发因子"，也就是某些应激事件引发，但在应激事件消除或适应后，大多数人的睡眠都会恢复正常。

可对极少数人来说，"持续因子"将会发生作用。比如出现了焦虑、担忧、紧张等情绪反应，这些反应又会加重生理唤醒和认知唤醒；再如对入睡时间高估、睡眠时间低估，导致对睡眠产生歪曲知觉，都会干扰睡眠过程，致使睡眠持续紊乱。很多长期持续、逐渐加重的失眠问题正是由于心理状态不稳定、行为认知不恰当造成的。

姚丽娜在某公司担任出纳，因为她的一时疏忽，在账目上点错了小数点，险些给公司造成重大损失，领导严厉地批评了她。

这件事让姚丽娜深受打击，她很后悔自己之前没能细心一点，以致出现了低级错误，影响了领导对自己的看法。从那以后，她特别害怕会再次出错，每天白天精神紧张，晚上睡觉前还在思考这些事情，导致很晚都不能入睡。

早上起床后，她常常感觉非常疲惫、头昏脑涨，工作的时候也不能集中注意力，出错的次数大大增加。

她意识到自己的睡眠出了问题，便想克制自己不再去想出错的事情，希望能够尽快入睡，可是越想越觉得紧张、焦虑，睡眠问题就越是严重。

因为担心自己睡眠不足会更加影响工作，她决定每天中午吃完饭后就在办公室的沙发上小睡一会儿，然而她拼命强迫自己睡着，却还是无法入睡，失眠的烦恼让她痛苦极了……

我们可以用"3-P模型"来解释姚丽娜的失眠问题：最初，她因为工作失误（促发因子）而烦恼、紧张、焦虑，引发了"心身反应"；此时如果她能够注意调适自己的心理，是有希望恢复良好睡眠质量的；然而，她却忽略了这个问题，反而不断给自己施加心理压力，让自己为失眠这件事担忧、苦恼（持续因子），致使心身反应越来越严重，睡眠质量也越来越糟糕。

这个案例也证明了心理因素对失眠确有非常重要的影响，反过来，失眠也会影响人们的心理状态。

失眠的人因为睡眠不足，无法得到充分的休息，会出现精神萎靡、注意力不集中、认知能力下降的问题，而这无疑会造成学习、工作效率降低，也容易引发失误；这些失误又会加重你的沮丧、挫折感，并会让你变得急躁、紧张、易发脾气。更糟糕的是，长期失眠还会引发严重的心理障碍，如果不及时调整或改善，很可能发展成重度抑郁障碍、焦虑障碍。

因此，对于心理因素引发的失眠，我们一定要给予高度的重视，以避免出现"心理问题加重—失眠加重—心理问题越发严重—失眠更加严重"的恶性循环。

对于心理因素引发的失眠，在解决时要特别重视心理治疗的作用，而这需要失眠者做好以下两方面的工作。

1.要积极接受心理治疗

失眠者要从内心深处接受心理学理论和知识，同时要对心理治疗师敞开心扉，将自己的心理问题毫无保留地向治疗师倾诉，以便找到失眠的心理"病根"。

之后失眠者要耐心听取心理治疗师的建议，重视调整机体内外环境的平衡，从而达到消除"心身反应"的目的。

2.要积极进行自我心理调节

在接受心理专业咨询和治疗的同时，失眠者也要充分了解失眠的机理，然后应有意识地进行自我心理调节，只有先解决心理问题，睡眠问题才能迎刃而解。

像因工作失误引发失眠的姚丽娜，就可以尝试从另一个角度看待该问题：把失误当成一次改变的契机，让自己可以借此机会发现身上存在的粗心大意、不够谨慎的缺点，继而能够改正缺点，获得能力的提升。

像这样进行认知和心理调节后，她会发现失误没有自己想象中那么可怕了，困扰她的紧张、焦虑、懊悔、内疚等心理也会逐渐消失，失眠的情况便会得到改善。

总之，身与心是一体的，当你遇到了睡眠问题、感觉身体不适时，不要只将注意力集中于失眠上，也不要对失眠产生过度的恐惧和忧虑，而是应当向内寻找心理"病根"，充分做好身心放松，同时要自觉地使自己的活动遵循正常的自然节律，才能恢复良好的心理状态，也才能够找回优质的睡眠。

抑郁失眠："失眠"与"抑郁"互为因果

很多抑郁失眠者都以为自己只是患上了普通的失眠，他们和其他失眠者一样，也会有睡不着、容易早醒、心情不佳的问题，可是比起普通的失眠者，他们的心理、情绪、认知问题往往更加严重，比如会出现情绪持续低落、兴趣减低、容易悲观、思维迟缓、缺乏主动性、食欲降低的问题，这说明他们已经产生了抑郁情绪。

此时如果不给予足够的重视，不及时采取干预措施，抑郁情绪可能发展为抑郁症。而抑郁症以显著而持久的心境低落为主要临床特征，也会出现思维迟缓、意志活动减退、认知功能损害等症状。

此外，抑郁症患者也会出现睡眠障碍。美国芝加哥拉什大学医学院的精神病学教授纳达·斯特兰博士就曾经指出："如果你有抑郁症，你常常会彻夜难眠，非常孤独。每时每刻你都知道周围的世界正在沉睡，于是你所有的担心都会被放大。"当抑郁问题严重时，睡眠时间会极度缩短，但是人在白天却没有什么困意，只会感到极度疲倦，并会有强烈的失落感。

也就是说，抑郁和失眠往往互成因果。失眠会引发抑郁情绪，有可能发展为抑郁症，而抑郁症又会伴随失眠，失眠的严重程度与抑郁症的严重程度有直接关系。因此，发现自己有抑郁情绪的时候，一定要及时采取措施对症治疗，并要做好心理调适工作，才能从抑郁失眠的痛苦中挣脱出来。

32岁的陈雯因为工作压力大、家庭琐事多出现了睡眠问题。最初她入睡非常困难，即使睡着了也容易做噩梦，还常常早醒。

不仅如此，陈雯还出现了情绪障碍，她心境不佳、情绪消沉，做什么事都提不起劲，丧失了愉快感。以前没事的时候，她非常喜欢网购，为此还花了不少"冤枉钱"，让她的丈夫有些不满。

可是现在，就连网购都不能让她产生兴趣了，丈夫对她的情况非常担心，劝说她去医院接受检查，但她却觉得这只是失眠引发的不适，所以没有加以重视，而是自行服用了一些助眠药物。

然而她的失眠问题不但没有获得改善，反而越来越严重了：夜间被惊醒的次数越来越多，醒后无法入睡，早上起床后头脑一片混沌，白天觉得头昏、疲乏无力。

与此同时，她的思维也越来越迟缓，平时也不喜欢出门，只想窝在家里；丈夫好心劝说她几句，她却认为丈夫是在嫌弃自己，还痛哭失声、自责不已……

在陈雯身上，已经出现了抑郁症的信号：失眠多梦、心情低落、兴趣减退、思维迟缓……但她却没有重视，也没有采取有效措施，而是把抑郁失眠当成了单纯的失眠自行处理，这样只会延误病情，会造成十分严重的后果。

事实上，大部分抑郁症患者在早期都有失眠问题。抑郁会影响睡眠效能，延长入睡潜伏期，增加夜间清醒时间（清醒次数和清醒时长都会受到影响）；抑郁还会影响快速眼动睡眠，会让快速眼动睡眠潜伏期缩短、眼动数量增加。

因此，出现睡眠问题后，你应当注意辨别失眠是不是抑郁症发出的"信号"。若能及时进行有效的干预，是有助于抑郁症状改善的。

那么，有哪些"信号"是你应当特别注意的呢？

（1）有入睡困难问题，睡眠中途易醒，经常做梦。

（2）夜间突然醒来的次数增多，醒后不能再次入睡。

（3）清晨起床后头脑很不清醒，精力也未完全恢复，白天容易头昏、疲乏、无力或瞌睡。

（4）脑海中会反复出现一些不愉快的事情，有时还会对未发生的事情过度担忧，导致自己极度缺乏安全感。

（5）认知功能受损，出现了注意力不能集中、记忆力下降、工作学习效率低下的情况。

（6）出现了情绪障碍，心境低落、情绪消沉、愁眉苦脸，有时又会烦躁不已、坐立不安。

（7）对日常活动丧失兴趣、缺少愉快感，悲观厌世，不爱外出与人打交道。

（8）食欲明显减退，体重减轻，胃肠功能减弱，并常有口干、便秘等问题。

当你饱受失眠困扰的时候，一定要根据上述"信号"仔细分析自己是单纯的失眠还是抑郁失眠，如果是后者，在治疗时会更加复杂一些，一般会以药物治疗为主、心理治疗为辅，同时结合认知行为治疗，具体的治疗方案应当由专业医生根据个人的情况来制定。

抑郁失眠在治疗、调养时应当注意哪些要点呢？

1.了解抑郁失眠的原因

抑郁失眠与以下几种因素有关：

（1）性格因素。在生活中，有些人的心理承受能力很差，遇事容易从悲观的角度进行思考，对生活事件的把握性较差，常常会为一个小小的问题日夜忧虑，受挫折后更是会觉得十分沮丧。这样的性格特点会使心理应激事件的刺激加重，会造成严重的身心反应，容易引发抑郁失眠；还有一部分人性格过于严谨，对睡眠时间、地点和质量有极为严格的要求，不接受任何更改，这样的性格对于睡眠也很不利，很容易造成失眠。

（2）环境因素和应激事件。生活环境发生改变，或是生活方式出现了巨大变化，以及遇到严重的应激事件如遭遇辞退、失恋、人际关系紧张、经济压力突然增大等，都可能促发抑郁失眠。

（3）生物化学因素。脑内多种神经递质出现紊乱、睡眠模式发生改变，以及服用某些特定的能够改变情绪的药物等，也容易引发抑郁失眠。

（4）遗传因素。家族中有抑郁患者，特别是在近亲为抑郁患者的情况下，罹患抑郁失眠的可能性较高。

很多人在抑郁失眠初期一般不重视病情，大都抱着"多休息就会好起来"的错误心态，甚至自行服用药物治疗，这样不仅起不到治疗作用，反而会因为用药不当引发其他危害。

因此，我们对于抑郁失眠一定要格外重视，应当寻求专业心理医生的帮助，以便分析出是哪种因素在起作用，然后进行对症治疗，才能达到理想的效果。

2.调整情绪，改善心态

抑郁失眠者一定要注意调整好自己的心态，要正确认识失眠和抑郁，不要过分担心或忧虑失眠和失眠造成的抑郁情绪，也不要因此而意志消沉、盲目逃避。

抑郁失眠者平时要尽量保持乐观、平稳的心态，这能够让你的精神状态维持在一个较好的基准上，同时激素分泌也能保持在正常水平，有助于提升情绪控制能力、认知能力，并可改善失眠状况。

3.增加户外活动的时间

抑郁失眠者平时往往会将自己关在家里，不想和外界接触，这无疑会让心理问题变得更加严重，甚至可能会发展到对外界产生恐惧心理。

因此这类失眠者一定要注意增加户外活动时间，不妨多走进美好的大自然中，呼吸新鲜空气，接受阳光照射，身体和心理都会获得轻松感。

另外，抑郁失眠者还可以适当增加和人接触的机会，至少可以与亲密的朋友保持经常性的联系，并可以把自己内心深处的感受讲给亲人、朋友听，再接受他们的开解，这样也有助于释放抑郁情绪。

4.注意改善饮食

在饮食方面，抑郁失眠者适合吃清淡、营养丰富的食物，不宜吃太多加工食品和甜食。英国伦敦大学的学者通过研究证实，高脂肪、高糖类食物可能会增加抑郁症的发病率，所以像油炸食品、巧克力、奶油蛋糕等都应当少吃或不吃。

如果抑郁失眠者食欲不佳，还可以用少食多餐的方式进食，但睡前不能吃得过饱，否则会影响睡眠。

此外，抑郁失眠者最好戒烟戒酒，因为烟酒对于神经系统有刺激作用，还会影响食欲，为了避免加重病情，应当远离烟酒，要少喝含有咖啡因的茶、咖啡，尤其要注意睡觉前更是不能饮用这类会造成神经兴奋的饮品。

强迫性失眠：陷入失眠的恶性循环

心理学家在研究中发现，原发性失眠与强迫性人格存在某些联系，一些失眠症状也表现出了强迫性特点，如睡眠前会出现强迫思维，并会有强迫性晚睡、强迫定点睡眠、强迫早醒等特征。

这类失眠被称为"强迫性失眠"，它给人带来的痛苦要比单纯的失眠更胜一筹。当它出现时，失眠问题会更加严重，如此循环往复，就会让人陷入失眠的恶性循环中难以摆脱。

40岁的上官月华是一名公务员，有10年的失眠史。他是一个性格要强的人，做事非常认真，有时会执着于一些无关紧要的小细节，还有在睡前反思的习惯，常常会反复回想自己在某些小事上的做法是否妥当。

上官月华初次失眠是在高中时，某次他和同学外出玩耍，直到凌晨时分才回到家。当时他虽然觉得非常疲惫，但躺在床上头脑却很清醒，怎么都睡不着。

后来他考上了大学，失眠的问题较少出现。临近毕业时，他选择参加研究生考试，为了考出个好成绩，他开始强迫自己熬夜复习，每晚必须在12点以后才能上床睡觉，如果提前睡觉就会担心影响复习效果。

从那以后，他开始频繁出现入睡困难的问题，经常要拖到深夜1点以后才能睡着，4~5点时又会早早醒来。他自我感觉非常辛苦，但精神心理检查却没有发现异常。

上官月华身上出现的问题就是强迫性失眠中的"强迫性晚睡"，也叫"强迫性入睡困难"。它与很多年轻人习以为常的"报复性熬夜"有较大区别：熬夜是不到身体疲惫不堪就不入睡，而强迫性晚睡则是逼着自己保持清醒，也就是说晚睡并非生理困倦造成的，而是由一种强迫性的心理需要引发的。

除了强迫性晚睡外，强迫性失眠还有以下几种类型。

1.睡前强迫性思维

入睡前不由自主地反复思索某一事件（有些是微不足道的小

事，有些是已经过去的事情，对现状基本不会产生影响），有时自己虽然有意克制，内心也很讨厌、排斥这些思维，但就是控制不住要去思考，像这样的思考过程产生的思维就是强迫性思维。

在强迫性思维的影响下，入睡会变得越来越不容易，而这种对思维的"控制和反控制"过程也会让失眠者感到非常痛苦。

2.强迫定点睡眠

在生活中有些人对自己的睡眠时间有强迫性要求，一定要求自己在某个时间点准时入睡，不能接受早睡或晚睡，有时哪怕稍微延迟一点时间都会睡不着。

这类强迫性失眠者对睡眠质量往往会高度在意，对睡眠环境的要求也很高，稍有不如意就会影响睡眠。

3.强迫性早醒

强迫性早醒者往往有做事认真、性格要强的特点，他们一般也有强烈的好胜心，总担心自己的表现会不如他人，因而会对自己造成持续的心理压力。

有时他们希望能睡个好觉，很担心会早醒，结果这种担心造成的心理压力反而会让他们出现入睡困难、早醒的问题，醒后也很难再次入睡。

上述这些强迫性失眠者往往存在比较典型的强迫性人格，比如在性格上有谨小慎微、墨守成规、思虑过于周密、过于追求完美、缺少随和性、不知变通的特点；有些强迫性失眠者还会有急躁、好强、任性、缺乏安全感的特点，在对待睡眠问题时，他们又有追求"快速睡眠""完美睡眠"的特点，一旦睡眠质量不理想，则会加重强迫心理和情绪。

因此，想要改善强迫性失眠，应当从调整自己的性格特点入手，同时配合睡眠的心理调节，才能出现明显的效果。为此，强迫性失眠者需要做好以下几点。

1.不要过于在意过去事情的细节

强迫性人格的一个主要特征是缺乏安全感，总是处于莫名其妙的紧张和焦虑状态，对自己做过的事情没有把握，或是总以为自己没有达到要求，而这无疑会给自己增加不少精神压力，也容易诱发失眠。

因此强迫性失眠者应当学会"一切向前看"，不要过于在意过去已经发生的事情，也不要花时间去考虑一些不重要的细节，而是要多考虑当下和未来的事情。比如白天的工作有一点细节做得不好，但事已至此，再多思虑也无法改变现状，所以还不如把注意力集中在第二天的工作上，看看能不能消除漏洞，把事情做得更好。

当然，进行这样的心理调整是不容易的，最初可能会带来焦虑、烦躁的情绪应激反应，但你要相信自己的意志力，坚持对自己进行心理训练，负面情绪反应便会逐渐消除。

2.打断自己的强迫性思维

当你在入睡前出现了强迫性思维，感觉心智快要被其控制时，不妨对自己及时"喊停"。你可以对自己大喊一声："立刻停止！"这样的"当头棒喝"会打断强迫性思维，与此同时，你的自我意识会发生作用，能帮助你夺回思维的主动权。

如果由自己做这件事感觉比较吃力的话，你还可以让了解自己情况的家人、朋友来代劳。比如在发现你过分纠结于细节，陷入思维的迷障时，就可以让家人用严厉的口吻提醒一句："当断则断！"这也会让你找回理智，意识到自己对于细节的过分执着是没有意义的。

3.改变睡眠方面的强迫性习惯

你还可以尝试一点点改变强迫性晚睡等坏习惯，比如你为了完成某个任务强迫自己在深夜还要保持清醒，这种做法就是不符合健康睡眠要求的。

你应当学会更好地安排自己的时间，把所有的事务按照优先级做好排序，然后争取在工作时间完成最重要的事情。

到了下班时间，你就不需要把没做完的工作带回家里。这可以避免睡眠时间的拖延，也能为你减轻不少压力。

除此以外，你还要学会控制晚睡的想法，当这种想法出现后，你不能听之任之，而是要增强对抗这种想法的意志力，使自己能够产生摆脱这种坏习惯的决心。

焦虑失眠症：心不静，怎能睡得香甜？

"焦虑失眠症"是临床上最常见的失眠症类型，患者会有程度不同的睡眠障碍，如入睡困难、频繁清醒、多梦易醒、醒后不易入睡以及梦中惊醒后出现恐惧感等。这类患者常常是因为工作压力大、精神紧张、思想负担重等引发了情绪障碍，继而才会影响到睡眠。

21岁的付静是某重点高校三年级的学生，她从小刻苦学习，上小学时成绩在班里名列前茅。然而从初中开始，随着竞争压力加大，她开始偶尔出现失眠情况。

每到考试前夕，她总是躺在床上翻来覆去，往往要到2~3个小时后才能入睡。最严重的一次失眠发生在高考的前一天，那天晚上她竟然一夜未睡，幸好第二天她的发挥还算正常，这才考上了心仪的大学。

上大学后，她偶尔还是会出现失眠问题。最近半个月来她的失眠频率逐渐增加，隔2~3天，就会出现失眠，但隔天晚上又能睡得很好，由此呈现出一种"安睡—失眠—安睡"的循环状态。

她自己也知道这是什么原因造成的。在2个月后，她将要参加一个极为重要的考试，考试结果会影响到日后找工作、考研或出国留学，所以她非常渴望能够获得好成绩，并为此进行了大量复习。但她总是担心自己会遇到考前失眠之类的突发状况，会影响自己在考试时的表现，所以总是心烦意乱、坐立不安……

非常明显，付静受到了焦虑、烦躁情绪的困扰，不能够自己处理好情绪问题，加上她在个性方面有敏感、多虑、追求完美、自我要求高的特点，所以在"重要考试"这个刺激因素的影响下，患上了"焦虑失眠症"，表现出了心情压抑、情绪焦虑、睡眠不良等多种症状。

具体来看，"焦虑失眠症"的症状主要包括以下几个方面。

1.睡眠方面的改变

焦虑失眠者一般入睡比较困难，入睡后还容易做一些与自己正在担心的问题相关的噩梦，也被称为"紧张梦"，而且他们容易被噩梦惊醒，醒后难以再次入睡。

2.情绪方面的改变

这类失眠者还容易出现持久的焦虑情绪，会感觉心情烦躁不安，有时候会有极度的精神紧张感，并会失去情绪控制能力，会因为一点小事而大发雷霆。

3.认知方面的改变

焦虑失眠者还会出现注意力不集中、记忆力下降等认知能力的变化。有时他们会对一些琐事表现出过度关注和持久的不安，并会对一些不确定的事件表现出过度忧虑，这些都会影响正常的工作、学习和睡眠。

此外，焦虑失眠者还会因为自主神经功能失调、交感神经功能亢进而引发一些躯体症状，比如他们会有胸闷、多汗、心悸、心跳快、呼吸急促、颤抖、尿频尿急等症状；在行为上还有可能出现搓手顿足、唉声叹气等表现。

由于焦虑失眠症对身心具有比较严重的危害性，所以不管是发现了心理层面还是生理层面的症状，你都应当尽早去医院接受诊治，切勿自行服用安眠药物。

在接受心理医生治疗的同时，你还可以采用以下这些自我调理的方法。

1.在意识到焦虑时用深呼吸来调整"节奏"

焦虑失眠者会有心跳加快、呼吸急促、肌肉紧张、身体发抖等不良反应，此时可以用深呼吸来放松身心。

在深呼吸时，你可以平躺在床上，用鼻子自然地吸气，感觉新鲜的空气逐渐充满你的身体，使腹部、胸部慢慢扩张；之后你可以缓慢地呼气，要尽量让呼气时间比吸气时间更长，但也要保持自然的节奏，不要刻意控制呼吸。

这种深呼吸会让你的胸部、腹部相关的肌肉、器官得到较大幅度的运动，同时可以充分吸入氧气，吐出体内积存的废气，会让血液循环得到加强，有助于降低血压、减缓心跳；与此同时，有意识的深呼吸还能够帮你转移注意力，使你暂时忘却让你感到焦虑的事情，这样你就能够重新夺回对情绪的"控制权"，可以让自己镇静下来，也就更容易进入睡眠状态。

2.改变你对同一件事的认知和看法

深呼吸之后，你的情绪已经逐渐恢复平稳，此时如果你还无法入睡，不妨来做一做认知调整练习。

你可以思考一下让你感到焦虑的那件事情，然后说出自己的观点，尝试分析其中不合理的成分，再进行矫正。

你还可以在脑海中设想事态发展的各种情境，同时要想到一些解决方案，这也能让你感受到的压力有所减轻。

你可以用这样的句式来帮助自己：**"这只是一件小事，如果……我就会……，我相信自己一定能够克服这个困难。"** 这种说法也能对自己产生**积极的心理暗示作用**，会让你的内心更加平和，使你能够睡得安稳。

3.将心中的担忧向他人倾诉

很多焦虑失眠者都会有这样的特点：在感到焦虑时，他们不希望被别人知道，害怕会给别人带来麻烦，所以他们总是喜欢把真实的情绪压抑在心底，这种情况被心理学家称为**"情绪隐藏"**。毫无疑问，这种对情绪的隐藏只会让焦虑的问题越发严重。

因此，心理学家建议，这类人需要改变隐藏情绪的习惯，**要学会释放自己的情绪，表达出自己的感受**。

比如你可以鼓起勇气和家人、朋友交流一下最近让自己感到焦虑的事情，当大家了解你的痛苦后，一定会给予你关心和安慰，并会提出一些有价值的建议，这会帮助你渡过难关，也能助你远离焦虑和烦恼。之后你的心能够慢慢地静下来，晚上自然就能睡得更加香甜安适。

失眠恐惧症：内心充满"失眠"的阴影

在生活中，有一类失眠患者对"睡不着"这件事已经产生了强烈的恐惧心理，他们会不自觉地担心自己睡不着，由此会加重失眠情况，更会引发焦虑、烦躁、易怒、心慌、口干舌燥等身心问题，而这就是医生或心理学咨询师经常提到的**"失眠恐惧症"**，它其实不是医学术语，但却能够非常形象地说明这类患者普遍存在的失眠问题。

出现这类症状的失眠者最初可能只是遭遇了偶尔的失眠，但心中却留下了失眠的阴影，于是**他们会在不自知的情况下对自己进**

行心理暗示，使得心中的恐惧不断增强，致使睡眠障碍问题也变得越来越严重。

在下面这个案例中，白领刘娅就患上了非常典型的"失眠恐惧症"。

35岁的刘娅在深圳市的一家科技公司工作，在半年前参与了公司的一个重要项目，工作压力较大，晚上经常加班到11点，回到家洗漱后往往已是子夜1点之后。可是第二天还要早起上班，刘娅不得不抓紧时间上床，希望自己能够立刻入睡，这样才能保证第二天有精力处理繁杂的公务。

可她越是这么想，就越是睡不着，明明身体已经非常疲劳了，大脑却非常清醒。她对这种情况非常担心，觉得自己第二天精神状态肯定会很差，工作效率也会降低，甚至还会因为出错而遭到领导的批评，这种担心和恐惧让她的睡眠质量变得越来越差。

一个月后公司项目顺利完成，刘娅不用夜夜加班，但她的失眠问题却依然存在。她又开始害怕长期失眠会让自己的身体素质下降，会变得越来越虚弱。所以她关注起了各种养生和调理睡眠的节目和文章，还按照那些文章中的说法，食用了一些据说能改善睡眠的食物。可即使这样，她的睡眠质量也没有得到好转。

在一天之中，她也就能在公司好好午睡一会儿，一般能睡

50分钟到1个小时，睡醒后精神状态会比睡前好很多。

可是一到晚上，她就会陷入恐惧之中，总觉得自己又会失眠。有时她晚上9点半就上床睡觉，可过了1~2个小时后她还是睡不着。但有时入睡又很快，可到了12点钟又会醒来，之后就再也睡不着了。

因为这恼人的失眠问题，她开始出现了情绪失控的现象，经常放声痛哭，甚至曾经有过一死了之的想法，让家人非常担心。

刘娅的遭遇可以用心理学上著名的**"墨菲定律"**来解释，这条定律是由一位美国工程师爱德华·墨菲提出的，其根本内容是：**"如果你担心某种情况会发生，那么它就更有可能发生。"**像刘娅这样的失眠者便是如此：越害怕失眠，就越是会陷入失眠的恶性循环中难以解脱。

由此可见，想要摆脱"失眠恐惧症"，首先要克服自己的恐惧心理，停止对自己进行消极心理暗示。

为此，有"失眠恐惧症"问题的人可以尝试以下这几种方法来进行心理调节。

1.在睡前对自己进行积极的心理暗示

心理学家通过研究发现，**"失眠恐惧症"**多发于高压人群，比如面临重要考试的学生、面临严峻工作任务的上班族等，这类人群在失眠时往往特别害怕第二天会遇到一些不好的结果，如"考试考不好""上班迟到""工作表现不佳"等，带着这样的思想负担，他们的睡眠质量难免会越来越差。

因此，心理学家建议这类失眠者在睡前多对自己说："失眠也没什么大不了的，我已经上好了闹钟，一定能够按时起床。"或者："我已经做好了充足的准备，即使会失眠，也不会影响我的表现。"

积极的自我暗示能够让你心中的恐惧情绪得到一定的缓解，不会让你陷入没有意义的担忧中，因而有助于减轻失眠问题。

2.在睡前注意稳定自己的情绪

在进行心理暗示之余，你还要注意控制自己的情绪。特别是本来就有"失眠恐惧症"的人就更是应当注意稳定自己的情绪。

比如睡前收到了让人不愉快的信息，或是和家人发生了争执，此时情绪正处于激动、愤怒、痛苦的状态，如果勉强自己入睡，不但会觉得十分不适，还容易加重失眠恐惧问题。

所以**情绪不佳时，不要强迫自己入睡**，而是可以洗个热水澡或是泡泡脚，让身体得到放松，情绪也会得到缓解。

另外，你可以拿出日记本，把让你感到不快的事情写下来，同时写上你准备采取的解决方案，这也会让你的心情慢慢平复，使你能够进入一个适合睡眠的状态。

3.在失眠袭来时，尝试转移自己的注意力

如果你已经躺在床上，却因为恐惧而睡不着，那么你不妨坐起

来，离开床铺，在房间里慢慢散步，让自己的身心得到放松；你还可以拿起没看完的小说阅读一会儿，也可以听一听有静心作用的音乐，让自己的注意力暂时转移，等到恐惧感减弱后再尝试入睡。

你也可以利用失眠的时间思考和规划一下第二天要做的事务，想一想有没有什么重要的问题被自己忽略了。这样不但能够转移注意力，还能确保第二天的工作、学习可以有条不紊地进行，也有助于减少你对未来的不确定感和恐惧感，可谓一举多得。

除了上述这些心理调节方法外，你还可以**结合生活习惯调节、作息规律调整等办法，对失眠恐惧症进行综合调理**，但要切记不能随意服用安眠药物，以免对身体造成不必要的损害。

不宁腿综合征：夜间无处安放的双腿

提到"不宁腿综合征"，你一定会觉得这个名字非常陌生。可它在临床上其实是一种常见的疾病。

这种疾病通常和神经递质的传递有关，发病率在5%左右，多发于20岁以上的人群，尤其以女性多见。患者在白天安静休息或夜晚躺下入睡时，双腿常会有奇怪的不适感觉，这种感觉会因为个体感受不同而有所差异。比如有些患者会有虫爬感、刺痛感，也有些患者会有肿胀感、麻木感等。患者在发病时不得不尽力活动双腿，之后症状会有一定的缓解，可是活动停止后症状会再次出现，让人感觉十分苦恼。

21岁的小可患上"怪病"已有2年，晚上上床半小时后，就会觉得双腿有说不出的难受感，无论怎么放都不舒服。

那是一种难以形容的感觉，似乎有小虫不时在腿部肌肉里爬行，让她感觉双腿麻痒、难受。她不得不坐起来，不停地揉搓、捶打双腿小腿肚和大腿部位，那种感觉才会变得轻微一些。

可当她重新躺下后，没过一会儿，同样的感觉又会出现，严重的时候，她不得不下床走上1个小时左右，症状才能得到缓解。

因为这种怪病，她每晚要起来4~5次，直到筋疲力尽才会沉沉睡去。怪病让她的睡眠质量变得很差，她经常会做噩梦，感觉痛苦不堪。

让小可备受折磨的"怪病"其实就是"不宁腿综合征"。在医学上，不宁腿综合征被归入了"睡眠相关的运动障碍性疾病"的范畴，它会严重干扰正常的睡眠过程，也会导致入睡困难。有的患者为了减少不适感，常常会有意推迟自己的睡眠时间，而这也会打乱正常的睡眠节律，并会引发严重的失眠问题：患者每天晚上只有几个小时的间断睡眠，白天则会出现精神不佳、反应迟钝、嗜睡等多种问题。

不仅如此，不宁腿综合征还会引发抑郁障碍、焦虑障碍、认知功能障碍，严重影响患者的生活。

为了避免症状加剧，不宁腿综合征患者除了接受医生的对症治疗外，还可以在日常生活中进行自我调养。具体来看，患者主要应当注意以下几点。

1.调整好自己的心态

患上不宁腿综合征后，患者难免会有焦虑不安的心情，总觉得自己在入睡时又会出现难受的症状，而这种消极的自我暗示无疑会让症状加重。

因此，患者要学会保持良好的心态，可以把注意力集中在其他地方，而不要过分关注自己的双腿。

另外，患者可以通过冥想、深呼吸、睡前听舒缓的音乐、阅读轻松有趣的文学作品等方法来放松自己，以改善睡眠。

2.在睡前做一做腿部伸展运动

患者可以在睡前做一做下蹲运动、后踢腿运动、向前屈身运动等，以便充分伸展自己的双腿，让肌肉、关节得到放松，也有助于减轻不宁腿症状。

需要注意的是，做这些锻炼时动作幅度不宜过大，速度不宜过快，同时一边做可以一边配合深长、有节奏的呼吸，效果会更加明显。

3.调整睡眠方式

为了让自己更好地入睡，患者还可以调整自己的睡眠环境，比如可以设置柔和的灯光，调整好卧室的温度、湿度等；患者还可以在睡前洗热水澡以帮助身体放松，但要避免在睡前阅读或观看刺激性的视频，也不要使用电子设备，这样才不会让大脑过度兴奋而引起或加重失眠。

4.保持规律的作息

有的患者习惯推迟入睡时间以减轻症状，而这往往会造成恶性循环，会让症状更加严重，入睡更加困难。

因此，这类患者应当注意保持规律的作息，白天要注意加强体育锻炼，晚上不要熬夜，要尽量保证每晚有7~9个小时的睡眠时间。同时要注意按时起床，哪怕晚上没有睡好也不能赖床。如此坚持一段时间后，症状便会逐渐减轻。

除了上述几点外，患者平时还要注意根据温度变化适当增减衣物，以免身体受凉而加重不宁腿的症状。此外，由于尼古丁、咖啡因等刺激性物质会让神经系统更加兴奋，届时不但会加重失眠问题，还会让腿部不适感更加明显，所以患者在睡前一定要避免接触这些刺激性物质。

主观性失眠：撕掉你的"失眠标签"

在众多的失眠者中，有一类失眠者的情况非常特别，他们会自述睡眠质量差，更有甚者，会从主观上认定自己"一整晚都没睡"，并会因此产生强烈的心理负担，给自己贴上消极的"失眠标签"。可是在他人看来，他们却睡得很好，所谓"入睡困难"或"睡眠减少"其实都是夸大的说法。

这种情况就是"主观性失眠"，临床上也被称为"假性失眠"，最主要的症状就是客观的睡眠情况和主观认知不符，也可以看作一种"睡眠认知错觉"。

36岁的刘涛是一名程序员，原本在一家互联网企业工作。半年前，因为公司裁员，刘涛离开了工作岗位。之后他向很多公司投了简历，也参加了几次面试，但一直没有找到合适的职位。

最近他自我感觉睡眠质量越来越差，入睡非常困难，有时候甚至会彻夜不眠，有时候虽然能睡上几分钟，但很快就会惊醒过来。

刘涛在妻子的陪伴下来到了医院，他用痛苦的语气对医生说："我每天都睡不好觉，这可怎么办啊？"

就在这时，刘涛的妻子忍不住插话道："他晚上睡得可香了，我都听到他打呼噜的声音了。可不管我怎么劝他，他就是不相信自己已经睡着了。"

为了了解刘涛的真实睡眠情况，医生安排他做了多导睡眠图监测，结果正如妻子所说：他不但能够自然入睡，还能保持几个小时以上的连续睡眠，睡眠质量并不比他人差。可他为什么总说自己一晚上只能熟睡几分钟呢？

在刘涛身上出现的情况就是"主观性失眠"，他认为自己没有入睡。可事实上，若是一个人连续48小时被剥夺睡眠，就会影响到精神活动，会出现头脑不清醒、思维活动缓慢、注意力不集中等情况。如果不睡觉的时间继续延长，还可能会出现不同程度的精神障碍，而刘涛却没有表现出这些症状，这也说明他的失眠是一种主观错觉。

之所以会出现这种"主观性失眠"，可能与平时精神压力大、情绪紧张等原因有关。比如，刘涛是因为找工作不顺利，导致精神压力过大，于是主观性地认为"我晚上一定会失眠"。在这种情况下，即使他已经不知不觉地睡着了，第二天起床后还是会觉得自己没有睡好。

另外，**一些人对自己的睡眠状态感知不良，也会引起"主观性失眠"。**比如有的人明明已经睡了很久，却总觉得时间只过去了一小会儿；有的人分不清梦境和现实，把睡眠活动中出现的精神活动误判为清醒时出现的感觉，这样也会造成失眠错觉。

那么，有主观性失眠问题的人该如何进行自我调整和改善呢？

1. 从情绪上进行调整

有的人会误解或放大失眠的后果，比如某天精神状态不太好，就会认为这是晚上没睡好造成的，由此会引发严重的焦虑、烦躁、抑郁等情绪，而这会让"主观性失眠"的情况雪上加霜。

因此，这类人一定要**注意缓解自己的焦虑情绪**，要多对自己进行积极暗示，告诉自己确实能够入睡，而且睡眠质量也很不错。有必要的话，这类人还可以接受睡眠监测，之后就可以用亲眼看到的结果说服自己，也能让自己变得更加自信、乐观。

2. 从睡眠节律上进行调整

有些受困于"主观性失眠"的人常常会用"在床上多躺些时间"来求得缓解，他们会尽量早点上床、晚点起床，可是这样的应对策略却会对睡眠产生更大危害。

因为这样会打乱正常的睡眠节律：明明毫无睡意却强迫自己躺在床上翻来覆去，明明已经醒来却又强求自己再多睡一会儿，这样不但会让入睡变得更加困难，还容易形成**睡眠"高警觉"状态**——只要睡眠环境中有轻微响动就会被惊醒，心情也会变得非常沮丧。

所以，这类人要改变这种错误的做法，平时不妨观察一下自己的睡眠情况，找到最适合自己的"睡眠节奏"，然后尽量按照自然的步调安排睡眠，这样才不会让"主观性失眠"的问题越来越严重。

? 小测试：你是否患上了"强迫性晚睡"？

以下这些与"强迫性晚睡"有关的症状中，你觉得哪些符合自己目前的情况？请根据实际情况做出选择：

1.每天都觉得时间不够用，白天工作或学习非常辛苦，几乎没有时间用来娱乐和休息。

A.经常如此　　B.有时如此　　C.很少如此　　D.从未如此

2.上下班时，坐在公交车或地铁座位上，你常常会不由自主地睡着；有时坐在办公桌或课桌前，你也会有浓重的困意。

A.经常如此　　B.有时如此　　C.很少如此　　D.从未如此

3.你经常显得精神不振，对着镜子，可以看到眼中布满血丝，眼睛下方有明显的黑眼圈。

A.经常如此　　B.有时如此　　C.很少如此　　D.从未如此

4.白天工作或学习时你会经常打哈欠，需要喝咖啡或浓茶来提神，但工作或学习效率仍然在降低。

A.经常如此　　B.有时如此　　C.很少如此　　D.从未如此

5.为了弥补白天落下的工作，你会把事情带回家里做，到家后，你会发现困扰自己的困倦感变成了亢奋。

A.经常如此　　B.有时如此　　C.很少如此　　D.从未如此

6.你会对自己说"既然精神这么好，不如晚点睡"，之后你会做白天没做好的事情，直到该睡觉的时候仍不停止。

A.经常如此　　B.有时如此　　C.很少如此　　D.从未如此

7.时间已经很晚了，你却还是不愿上床睡觉。即便躺在床上，也还是会辗转反侧，认为自己还有好多事情没做，还会对自己说："现在就睡觉太可惜了。"

A.经常如此　　B.有时如此　　C.很少如此　　D.从未如此

8.你觉得自己在深夜，特别是夜深人静的时候思路会特别清晰，做事情容易达到"爆发"的程度。

A.经常如此　　B.有时如此　　C.很少如此　　D.从未如此

9.你的入睡时间越来越晚，有时凌晨2~3点以后才能睡着。

A.经常如此　　B.有时如此　　C.很少如此　　D.从未如此

10.因为入睡时间晚，你希望能够晚点起床，可是还没有到起床的时间，你却会提前醒来。

A.经常如此　　B.有时如此　　C.很少如此　　D.从未如此

评分标准：

以上各种说法选A得4分，选B得2分，选C得1分，选D不得分。

请将得分加总后进行判断：

1.总分0~9分：没有出现"强迫性晚睡"的迹象，睡眠质量较好，可以继续保持。

2.总分10~16分：出现了轻微的"强迫性晚睡"的迹象，需要引起重视，并要注意改变晚睡的坏习惯。

3.总分17~24分："强迫性晚睡"的问题已经比较严重，需要进行自我心理调治，不要对"晚睡"冲动听之任之。

4.总分25分及以上："强迫性晚睡"的问题已经非常严重，建议寻求专业心理医师的帮助，平时也要注意调整生活方式，不要让入睡时间无限拖延。

本测试为方便大家更快速地了解自己的身体状况，结果仅供参考。

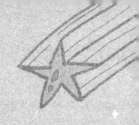

第三章

重构认知，改变你对失眠的固有想法

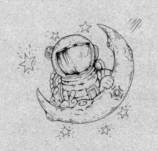

调低睡眠期待：不要刻意追求"完美睡眠"

对于睡眠，很多人总有过高的期待，希望自己每天晚上都能够睡个好觉，也希望不要出现做噩梦、易醒、早醒的问题。然而，现实情况却常常会让人们失望，无论是入睡速度、睡眠时长、睡眠过程都会出现不尽如人意的情况。

此时，人们心中难免会出现沮丧感、失落感，并会认为自己的睡眠质量很差，没有让自己获得足够的休息。但这大多是人们的主观偏见，是一种错误的认知，带着这样的认知，人们对睡眠会产生很多不必要的忧虑和烦恼，而这常常会引发真正的失眠。

29岁的唐明是一个对睡眠要求很高的人，他每天晚上会在10点半准时上床，一般会在20分钟内睡着。

第二天早上，他会在6点半左右醒来，醒后精神状态正常，头脑也比较清醒。可他总觉得自己睡得不够，原因是他在睡眠过程中偶尔会醒来1~2次，尽管他能在几分钟后重新睡着，却还是觉得自己没有获得足够的深度睡眠。

虽然他在白天没有什么不舒服的症状，工作时注意力也能够保持集中，很少出现分神、打瞌睡的情况，可他就是觉得心里不舒服。

为了让自己能够享有充足的睡眠，他会趁着午休时间趴在办公桌上，想要小睡一会儿。可是十几分钟过去，他却毫无睡意，此时他往往会有一种恐慌感，甚至觉得自己应当吃一些助眠药物来改善睡眠……

在这个案例中，我们可以发现唐明的睡眠质量其实并没有他想象的那么糟糕，只不过是他对睡眠有太高的期待，总是希望能够获得无可挑剔的睡眠，而这也给他带来了太多压力。一旦他发现自己的睡眠情况不够完美，就会认为自己"没有获得足够的深度睡眠"。

可事实上，有助于恢复精力、消除疲劳的深睡眠大概只占睡眠时间的25％，所以你不必盲目追求过多的深睡眠，只要睡醒后觉得头脑清醒、疲劳度有所减轻，就说明睡眠质量还是不错的，也就不必因为睡眠时间不足8个小时而忧心忡忡、惶惶不安。

像唐明这样对睡眠有过高期待的人应当从以下几个方面进行认知调整。

1.降低对睡眠时间的期待

在之前的章节中，我们探讨过最佳睡眠时间的问题，并指出每个人需要的最佳睡眠时间并不完全一致，如果强求长时间的睡眠反而会给自己带来不少心理压力，会影响正常的睡眠质量。

所以你首先要改变自己对睡眠时间的固有认知，不必要求睡眠一定要达到自己设置的预期时间，也不必要求每天晚上都要保持相同时长的睡眠。因为在生活中难免会遇到各种各样的应激因素，常常会让睡眠受到影响，所以你要认识到睡眠时间会呈现动态的变化，不可能是一成不变的，偶尔出现的睡眠时间减少并不会对你造成太大的影响，你也不必为此耿耿于怀。

2.降低对睡眠时段的期待

有些人对自己的睡眠时段也有严格要求，比如会追求准点睡觉，稍微提前或推迟都会引发不必要的担忧。

像有的人讲究睡"子午觉"，也就是严格追求每天子时（晚上11点至半夜1点）、午时（上午11点至下午1点）按时入睡，这本是按照中医养生理论安排的睡眠时间，长期坚持对人体健康是有好处的，可若是过于机械地执行（要求自己必须一分不差地准点睡眠，而且必须每天如此），就会给自己带来心理压力；而且有一部分人控制不好午睡的时长，致使午睡过多，扰乱了体内生物钟，醒来后常常会觉得头痛、乏力，晚上入睡也会变得更加困难。

所以午睡要养成定时定量的好习惯，并要找到最适合自己的午睡时长，才能达到最理想的休息和养生效果。为此，你应当注意以下几点：

（1）不要吃过午饭马上午睡。刚吃完午饭不能马上躺下午睡，否则会影响胃肠道的正常消化吸收，时间长了，容易引发胃病；

胃内充满食物，有较强的饱腹感，也会影响午睡的质量。

（2）注意采用正确的姿势午睡。由于条件所限，很多学生、上班族习惯趴在桌子上午睡，这样做非常影响休息的效果，而且由于体位关系，会造成脑部供血受阻，身体肌肉也得不到较好的放松，所以醒后常会出现头晕头痛、视力模糊、周身酸痛的情况，上午工作、学习积累的疲劳感也没有得到缓解。因此午睡应尽量采取平卧睡姿，并要注意放松过紧的腰带，使胃肠正常蠕动不会受到干扰。

（3）不要强迫自己午睡。如果中午没有明显的睡意，就不必强迫自己非要入睡，否则会打乱正常的睡眠—觉醒节律，反而会影响夜间睡眠。

3.降低对睡眠过程的期待

睡眠过程中偶尔出现易醒、早醒、多梦、被噩梦惊醒、被他人或外界声响吵醒的情况都是正常的，也是无法避免的情形。

对此你也要有合理的认识，不要放大这类偶发性事件的负面影响，也不要为了这些事件烦恼、生气，否则负面情绪不断加重，反而会破坏自然的睡眠过程，也会让偶发的"睡眠中断"变成经常性的事件，那样你的睡眠质量会真的变差。

4.降低对入睡速度的期待

"一躺在床上就能睡着"的情况在现实生活中几乎是不可能发

生的，你需要经过一段"入睡潜伏期"才能进入梦乡，这段时间只要不超过30分钟，都不应当被称为"难以入睡"。

所以当你躺在床上十几分钟却还没有睡着时，先不要过于着急，你可以调低自己对入睡速度的期待，让自己的身心逐渐放松。

如果在30分钟后还没有睡着，你可以起身稍事活动，待有困意时再自然入睡。

摆脱"闯入性思维"：避免大脑在临睡前疯狂运转

你会在睡前陷入无法抑制的"胡思乱想"吗？这种突如其来、毫无原因地闯进你脑海的画面或想法，被心理学家称为"闯入性思维"，也叫"侵入性思维"。

在大多数时候，闯入性思维只会在脑海中一闪而过，可有的时候，它却会顽固地停留在脑海中，你越是努力尝试不去想它们，就越是无法摆脱这些纷乱的思绪，它们会让你的大脑过度兴奋，并会让你感到烦恼、焦虑，使你无法安心入睡。

杨洁是某公司的中层管理人员，平时工作压力较大，有时难免情绪急躁。有一次，杨洁在翻阅朋友圈的时候，看到了一些文章中提到有人因为工作压力大引发了失眠症、焦虑症、抑郁症，最后走向极端结局。

这些负面信息对杨洁的影响很大，她时常担心自己也会承受不住压力，会发生不好的事情。不知不觉，这类想法会时不时闯入她的脑海，让她不由自主地胡思乱想，越想心情就越是紧张、焦虑。

到了晚上，她躺在床上，一闭上眼睛，这些想法就会"不请自来"，顽固地盘旋在她的脑海中，让她心烦意乱，根本无法入睡。

时间长了，杨洁的身心健康大受影响，不但出现了失眠多梦的情况，白天也无法集中精神于工作，有时还会出现头晕、乏力的症状，让她十分烦恼。

让杨洁备受困扰的正是"闯入性思维"，按照心理学家马丁·赛夫和莎莉·温斯顿的说法，"闯入性思维"是一些"垃圾想法"，它们只是意识流中的一部分，是没有意义的，如果你忽略或不对其加以注意，它们会随着其他想法淹没在意识流中。

然而，像杨洁这样的失眠者却会发现自己无法不去注意"闯入性思维"，哪怕他们明知道这样做没有意义，却仍然无法控制那些重复出现又让人难以接受的思想、表象和冲动。

之所以会出现这样的情况，是因为他们有一种"功能失调性信念"，影响了他们对于主观和客观事物的认知和评价。

在功能失调性信念的影响下，他们会对成功有过高的需求，不能接受自己表现平庸；他们会强烈需要他人的喜欢或爱慕，不能接受他人对自己有一点不赞同；他们会要求一切尽在自己的掌控中，不能接受自己"不在状态"。

也正是因为这样，他们常常会对某些事件表现出脆弱性，并会由此派生出大量的、负面的闯入性思维。比如杨洁就是因为看到了一些负面案例，才会陷入与之相关的闯入性思维中无法自拔。

那么，像杨洁这样的失眠者应当如何改变不良认知，摆脱闯入性思维呢？心理学家给出了以下这些建议。

1.尝试进行"认知解离"

所谓认知解离，就是将自我从思维内容、记忆感觉中暂时分离出来，使自己只"旁观"闯入性思维，而不给出评价。这种尝试能够让你从消极的想法、画面和情绪中抽离，可以更好地处理自己和思维之间的关系，也能够调节自己的心态和行为，使自己能够慢慢平静下来，因而更容易入睡。

比如杨洁被"我的压力很大"的想法困扰着，在这种情况下，她可以大声地多次重复"压力"这个词语，但不要去思考它的意思，也不要进行评价。就这样"压力压力压力……"一直念诵下去，慢慢地，她就会发现"压力"变成了一种无关紧要的声音、一个无意义的单纯词语。

这种训练就是一种"认知解离"实验，它会降低你对闯入性思维的确信程度，也能够减轻那些消极想法给你造成的心理不适。

2.试着去接纳"闯入性思维"

闯入性思维来自你的心底,你越想控制,就会发现它变得越根深蒂固。所以你不妨试着去接纳这些想法,允许它们在脑海中自由出入,不要刻意去排斥或压抑它们。

你不妨这样对自己说:"闯入性思维是广泛存在的,我有,别人也有,它确实让我感到不舒服,但它是我思维的一部分,我可以和它和平共存。"有了这样的认知,闯入性思维就不会对你造成过多的干扰,你也可以顺其自然地找回久违的良好睡眠。

3.将注意力集中在当下状态

还有一种淡化"闯入性思维"的办法是"专注当下",也就是说,要将注意力集中于当下的状态,而不要去过多思考"未来怎样"或"过去如何"。

比如杨洁就可以不去思考"过去压力对自己的身心造成了哪些负面影响",也不要去考虑"压力在未来会让自己患上哪些病症",而是可以专注于当下的睡眠,让自己能够摆脱心理矛盾和痛苦,在坦然、平和的状态下自然入睡。

4.重新明确自我价值

对于"功能失调性信念"引发的闯入性思维,可以通过重新明确自我价值来予以缓解。比如,在闯入性思维打扰你的睡眠时,你可以先让自己平静下来，再认真地确认一下生活、工作、人际关系中什么对你是最重要的，你最期待实现的目标究竟是什么。

你还可以在此基础上制定明确而具体的目标，然后准备好行动规划，让这些目标"开花结果"。这会让你的内心变得更加踏实，也会让你的思维变得积极，有助于摆脱消极想法对你的影响，对于改善胡思乱想引起的失眠也是非常有效的。

与失眠化敌为友：不要"灾难化"夸大失眠的后果

很多人在压力、情绪、环境等应激因素的刺激下，或多或少都有过失眠的经历。

随着时间的推移，在应激因素逐渐减弱或消失后，大多数人还能找回良好的睡眠，可以保持较好的睡眠质量。但也有一部分人会从偶尔失眠过渡为短期失眠，甚至会进一步发展为长期失眠。出现这样的结果，与人们对于失眠的错误认知有很大的关系。

比如，有的人会过分夸大失眠的后果，认为失眠会给身体带来器质性损害，会让自己患上各种疾病，甚至认为自己的身体会从此"垮掉"，无法正常地工作、学习和生活。这种认知无疑会加重内心的紧张、焦虑情绪，也会让失眠问题变得越来越严重。

28岁的小学教师唐明华已被睡眠问题困扰了半年。半年前，唐明华参加了一次全省范围的小学教师技能大赛，并闯入了半决赛。

在半决赛前的那天晚上，他的心情十分紧张，一晚上都没有睡好。第二天，他在比赛中败给了实力强大的对手，他对此耿耿于怀，认为比赛失利完全是失眠造成的恶果。

从此他对失眠"谈虎色变"，总觉得失眠是一种非常严重的问题。若是哪天又没睡好，他就会对自己说："糟糕，我这样下去，身体一定会垮的。"

有时他还会对镜自照，若是发现自己有黑眼圈，眼中有红血丝，便会更加恐慌，常常会自言自语道："我得赶紧去睡会儿，要不怎么应付紧张的工作啊。"

可他越是这么想，就越是难以入睡，心情就越是急躁不安，不知不觉中，他陷入了一种难以摆脱的恶性循环……

在唐明华身上，就存在过度夸大失眠后果的问题，而这种夸大显然是来自心理学家常说的"灾难化思维"。

灾难化思维是一种常见的消极认知倾向，指的是人们会将某些事情的消极后果进行"灾难化"的夸张，甚至对将来不一定会发生的事情也要做最坏的打算。就像案例中的唐明华，就是在用灾难化思维认识失眠，这不仅会给自己带来无端的恐惧，还会加重失眠问题。

这类失眠者，可以从以下几个方面去调整认知、终结灾难化思维。

1.偶尔失眠时不必过于惊慌

事实上，偶尔出现失眠是正常的，特别是在面临一些令人烦恼、痛苦的现实问题时，出现失眠是无可厚非的。此时你不必像唐明华那样过于惊慌，而是要勇敢面对眼前的问题，让自己能够摆脱为难的境地，那么失眠也就会自然而然地得到好转。

2.不要把所有不良后果都归咎于失眠

用灾难化思维看待失眠的人总是喜欢把自己身上出现的所有不良后果都归咎于失眠，结果就更为失眠而惶恐不安。

就像唐明华在竞赛中失利，原因可能有很多，比如竞争对手实力过于强大、他个人准备不够充分、因情绪紧张发挥不如往常等，这些原因都有可能让他在竞赛中败北。可他却没有去总结经验教训，反而将所有问题简单地推给"失眠"，这种认知就是不客观、不全面的。

同样，造成精神不振、身体不适、机体疲劳的因素也有很多，一味归咎于失眠也是不正确的。你应当改变这种错误的认知，学会理性分析自己身上出现的各种问题，不要总是让失眠来当替罪羊。

3.用"三分法"解决灾难化思维

心理学家还推荐了一种调整认知的"三分法"，可以帮你减弱或消除灾难化思维。

所谓"三分法"就是对同一个问题，分别设想三种截然不同的结果，包括"最坏的结果（最坏点）"、"最好的结果（最好点）"和"中间结果（中间点）"。

你可以在失眠的夜里，将你设想的结果写在一张纸上，再进行分析，此时你可能会非常惊讶，因为你会发现即使是自己写下的最坏的结果，也并不是那么难以接受；而且你完全可以通过自己的努力改变糟糕的现状，使结果向"中间点"或"最好点"不断靠拢。

像这样经常用"三分法"去思考与失眠有关的事情，你的心理会迅速发生变化，压抑感会大为减轻，取而代之的是如释重负的轻松感，而这对于改善失眠来说无疑会产生很多积极的作用。

不要试图入睡：睡眠不能被强制要求

不管你有多么不愿意承认，睡眠都是一个人为无法控制的过程。无论你多么努力地"试图入睡""保持睡眠"，结果都会让你大为失望。而且你会发现，越是"试图入睡"就越是难以找到"状态"，入睡过程也会不断拉长，会让你感到格外沮丧和痛苦。

一些心理学家曾经进行过这样一项与入睡有关的实验：他

们邀请了一批志愿者，这些人的性别、年龄、职业、种族各异，但有一个共同的特点，那就是都拥有良好的睡眠，晚上入睡非常顺利，睡眠较沉，较少出现易醒、早醒的情况。

心理学家将他们分为Ａ、Ｂ两组，分别安排他们在睡眠实验室入睡，并用仪器监控他们的睡眠情况。

在Ａ组成员入睡之前，心理学家对他们说："请大家以自然的睡姿躺在床上，就像你平时睡觉的样子一样。我们不要求你们一定要睡着，只要你尽量放松就足够了。请不要理睬周围的这些仪器，它们对你的睡眠不会起到任何作用。"

可对于Ｂ组的成员，心理学家却说了截然不同的引导语："我们这个实验是专门研究入睡难易程度的，你们将为实验提供非常重要的数据。我需要你们用各种各样的方法使自己尽快睡着，这些仪器将会忠实地记录下你们的入睡时间，用时最短的志愿者将会获得1000美元奖金，第二名会获得600美元，第三名会获得300美元，请大家加油入睡吧。"

事后，心理学家观察了仪器收集到的数据，发现Ａ组成员的入睡时间明显短于Ｂ组，他们中绝大多数都能够顺利地入睡，只有个别人是因为对陌生环境不适应，才没有睡好。反观Ｂ组成员，他们中竟有超过70%的人发生了入睡困难，其中有一些志愿者在实验结束时还没有睡着，而这让他们感到非常焦虑。

两组志愿者为什么会有如此迥异的入睡表现呢？就是因为A组成员像平常一样"自然入睡"，而B组成员在入睡时却带有较强的动机，他们会努力使自己入睡，有的人甚至会强迫自己以最快的速度睡着。这种行为被心理学家称为"睡眠努力"，而它常常会引发不良后果——难以入睡或根本无法入睡。

这个实验也提醒了我们，想要睡得好，就应当停止"试图入睡"，因为睡眠是不能被强制要求的，如果你这么做了，你的身体就会不由自主地变得紧张，你的意识也会处于"警戒"状态，可能经常会有意无意地检查自己是否已经"睡着了"。

在这种情况下，当你发现自己还没有睡着的时候，就会产生不必要的担心，会对身心造成压力，而这将成为一种额外的睡眠负担；此时你往往会对外界干扰格外敏感，会专注于那些之前被你忽略的光线或声响，比如室外一闪而过的车灯灯光、厨房水龙头的"滴答"落水声等，都会让你感到非常烦躁，也会让你更加难以入眠。

想要改变这种情况，你就要调整自己对于入睡的认知，要认识到入睡的不可控性，继而采用"自然""放松"的策略来诱发睡意。

1.安定你的身心，为睡眠做好准备

南宋理学家蔡元定（蔡季通）在《睡诀》中提到"先睡心，后睡眼"，意思是说想要入睡，必须先让心情安定、意念安适，接下来才能闭目入睡。

我们不妨将"先睡心"作为睡眠的要旨，在入睡前可以尝试冥想，同时配合缓慢、悠长的深呼吸，并在脑海中想象一幅美好、让人舒适的画面，如广阔的原野、安静的海滩、幽静的树林等。这会让你的心灵得到放松，不再过分关注"入睡"这个问题，你才能够更加轻松地睡着。

2.尝试采用"逆转意图疗法"帮助入睡

心理学上的"逆转意图疗法"，也叫"矛盾意象疗法"，指的是从根本上逆转自己对某种行为的态度，使得原来伴随该行为出现的不适应的情绪状态与该行为脱离。

以入睡为例，如果你总是因为无法入睡而感到烦恼、忧虑，那就可以尝试改变自己对于入睡的态度。比如你可以告诉自己："偶尔睡不着也不是什么大不了的事情。""能不能睡着不重要，只要让自己处于身心放松的状态就好……"

这样的认知调整会将你的思绪从睡眠中解脱出来，使你不会再为睡不着而烦躁不安，结果你常常能够在不知不觉中自然地睡着。

3.提升对"自然入睡"的认同

当你享受了一次"自然入睡"（不知不觉中悄悄睡着）后，醒后的感觉会是非常轻松、愉悦的。此时你可以对自己进行强化认知的训练，比如可以这样对自己说："自然入睡的感觉真是太棒了，我喜欢它给我带来的良好变化。"

也就是说，你要充分认同"自然入睡"，不要再试图强迫自己入睡，也不要给自己设定入睡需要的时间，这样你的身心才能正常运作，并能够找到自然的睡眠—觉醒节律。

客观看待梦境：梦是一种正常的生理和心理现象

失眠者常常会伴随"多梦"问题，有的失眠者自我感觉睡不踏实，似乎一整夜都在做梦，醒来后也会感觉浑身疲惫；有的失眠者很容易被噩梦惊醒，醒来后又会对噩梦内容耿耿于怀，并会对情绪造成很多负面影响。

27岁的李晨已经有5年失眠史了，晚上入睡非常困难，睡着后又总是会做梦。自我感觉梦境就像是在"放电影"一样，一幕接着一幕。

更糟糕的是他还总做噩梦，有时梦见自己站在万丈悬崖边上，有时梦见身后有可怕的怪人在追逐……他常常被噩梦吓醒，醒来后满身都是冷汗，梦中那可怕的情景似乎还在眼前回荡，让他觉得心惊肉跳。

做了噩梦后，李晨难免会多想，总觉得这是什么"不好的预兆"，还会把它们和自己在工作、生活中遇到的难事联系在一起。于是越想越睡不着，不得不起来吃安眠药，才能勉强入睡。但时间长了，安眠药似乎也不管用了。

　　白天李晨的精神状态还算正常，可他担心自己长期这样"多梦"下去，身体总有一天会被拖垮。

　　李晨的失眠问题是因为他不能客观地看待"多梦"和梦境而引起的。在生活中，像李晨这样的失眠者也有很多，他们会无端地放大噩梦的严重性，很害怕自己睡着后会做噩梦，可是越害怕就越是会影响睡眠的质量。

　　事实上，梦是一种正常的生理和心理现象，适当做梦不但不是坏事，还是人睡眠较好的表现之一。

　　根据巴甫洛夫的高级神经活动学说，我们可以大概了解做梦的"原理"：睡眠时脑神经细胞抑制状态不深，还处于"工作状态"，它一旦接收到来自体内或体外的各种刺激，就会激活相应的记忆，由此便会产生形形色色的梦境。

　　也正是因为这样，梦境的内容会与你已有的认知和记忆息息相关，有时甚至会出现"日有所思，夜有所梦"的情况。这常常是因为白天发生的某些事情给你留下了非常深刻的印象，或是让你感觉非常兴奋。尽管你已经进入了熟睡状态，但你的潜意识仍然在"思考"这件事情，所以才会产生内容相似的梦境。

　　心理学家弗洛伊德更进一步指出："梦境是一种心理现象，它表达了人们的潜意识，尤其是清醒时被压抑的欲望。"

那么，梦境与睡眠的关系是什么样的呢？弗洛伊德指出梦的作用是维持睡眠，而不是影响睡眠。特别是那种栩栩如生的、"剧情"完整的梦境，只会发生在快速眼动睡眠时期，能够做这样的梦，恰恰说明睡眠质量较好。所以你不必过分看重做梦这件事情，也无须对那些让自己不快的梦境耿耿于怀。

为了驱散心中对"做梦"的恐惧，你可以从以下几方面进行心理调整。

1.要客观看待"多梦"问题

不少失眠者常常会有多梦的情况，入睡后很快就会做梦，而且梦境纷纭，醒来后常感觉头昏、疲倦、乏力。

失眠者常常会对"多梦"过分关注，而这会导致梦感增强，由此就会造成恶性循环，会让失眠问题愈加严重。

因此，失眠者一定要学会放松心情，不要总是想着"多梦"这件事，同时可以通过调整饮食、合理运动、改变生活方式等途径来予以改善。

如果多梦问题比较严重，已经干扰了正常的生活和工作，则应当尽快就医，要找到多梦的病理并及时治疗，切勿一味胡思乱想，否则只会让精神压力越来越重，更是会加重失眠。

2.要客观看待各种梦境

不少失眠者会对让自己感觉不快或害怕的梦境产生强烈的恐惧

心理，他们会像案例中的李晨那样，为了几个噩梦终日惶恐不安。

但事实上梦境可能与人体正在遭受的内外环境刺激有关，比如睡眠环境温度过高，你的梦境中可能会出现"熊熊大火""炎炎烈日"之类的元素；再如夜间膀胱胀满，需要如厕的时候，你的梦境中可能会出现"四处寻找厕所"之类的内容。

梦境还可能与你正在担心的问题有关，也可能与你想要逃避的事情有关，这些内容存在于潜意识中，会以做梦的形式表现出来，本质上其实并没有什么神秘之处。

另外，有的人在睡前看了惊悚、恐怖类的影片、小说，潜意识中留下了刺激性极强的记忆表象，睡着后也容易出现内容恐怖的梦境。

此外，有一部分人喜欢趴着睡觉，或是将双手叠放在胸口，使得心脏受到压迫，也会做一些内容紧张、压抑的梦。

上述这些都属于正常的做梦现象，你应当学会理性分析、正确看待，完全无须为此焦虑不安，以致影响了正常的睡眠。

但我们也要注意，如果噩梦重复出现，很可能是疾病的征兆。这是因为疾病影响了组织正常机能，破坏了人体内环境的平衡，但疾病初起时发出的"信号"比较微弱，容易被大脑忽略，而在夜间睡着后，某些信号往往会借助潜意识在睡梦中反映出来。

所以如果你频繁做噩梦，并屡屡被惊醒，身体也出现了不适症状，就需要及时到医院接受检查，以排除相应的疾病。

3.认清"说梦话"的真相

人在睡着之后，有时会无意识地说话，这就是"说梦话"，也叫"梦呓"。有人认为说梦话是由做梦引起的，其实这是一种错误的认识。

根据心理学家的研究，说梦话与做梦并没有多大关系，你在无梦的深睡阶段也会说梦话，所以与其说是"说梦话"，还不如说是"说睡话"。

在说梦话的时候，人们会有各自不同的表现，比如有的人能够说出连贯的言语，甚至还能和他人一问一答；有的人所说的梦话很不清晰，几乎无法听清内容，有时仅仅是一些只言片语。

至于说梦话的原因也有很多，比如可能与工作或生活压力过大、精神过于紧张、疲劳过度有关，也有可能是神经衰弱的表现。一般在注意休息、缓解压力、增强锻炼之后，说梦话的频次会有所减少，所以你也不必为"说梦话"这件事担忧不已。

4.停止对做梦的无端担心

有的失眠者在睡醒后有疲惫乏力感，就很自然地将此归咎于做梦，他们认为做梦让自己的大脑一直高速运转，无法得到休息，所以才会出现这样的情况。其实这完全是一种心理错觉。醒后的疲惫感是因为思想负担过重，使得精神情绪受到压抑，引发身心反应，从而造成种种不适。

的确，我们每个人每晚都会做梦，根据心理学家的记录，在一整夜的睡眠时间中，人会做4~6个不同的梦，只是很多人并不能够完完全全地记住这些梦的内容。

梦境的产生并未"动用"全部的大脑神经细胞，而只是由于少数区域的神经细胞处于兴奋状态，才会"调取"某些记忆片段，再和潜意识中的一些画面相结合，组成千奇百怪的梦境。所以做梦并不会影响正常的休息。而且在无梦的慢波睡眠阶段，大脑已经得到了比较充分的休息，能够补充能量、消除疲劳。

不仅如此，由于做梦会使大脑的记忆、存取功能得到锻炼，所以对大脑其实是有益处的。脑神经专家科思·胡贝尔教授也通过大量研究证实，适当做梦能够锻炼大脑的功能，可让大脑皮层的兴奋、抑制水平始终处于相对平衡状态，对于白天进行正常的工作和学习是很有帮助的。

所以失眠者不应把做梦视为一种负担，而是要以平静、坦然的心态去接受它，才不会让做梦干扰了自己的睡眠。

放下执念：我所担心的事情，99%都不会发生

你会经常为没有发生的事情而担忧吗？有不少失眠者很容易陷入这种"执念"，在夜晚躺在床上后，他们常常会为工作、家庭、人际关系等各方面的问题忧心忡忡。很多时候他们还会设想最糟糕

的结果，并会为此感到十分忧虑。

这类陷入"执念"的失眠者可以用戴尔·卡耐基的一句话来安慰自己，这句话是这样说的："你所担心的事情，有99%根本不会发生。"

这句话听上去有些绝对化，但你不妨认真回想一番：上个月自己担心的事情这个月真的发生了吗？上周让自己感到寝食难安的问题，这周是不是已经变得不足为虑了？这也说明过多的担忧其实是没有必要的，它只会消耗你的心理能量，让你感觉身心俱疲，却不会产生什么实际的意义。

24岁的冯璐经人介绍，进入了某大型企业的策划部门工作。刚刚入职的她，对工作流程还不太熟悉，心中有不少疑问，又不好意思在上班时间打搅上司，便等到晚上休息的时候，编写了一条言辞恳切的微信，发给了上司，希望能够得到对方的指点。

可是，冯璐等了1个多小时，也没有收到上司的回复。她不禁有些担忧："我提的问题是不是显得过于业余，上司根本就不屑回答？""我提问的时间是不是太晚了，让上司觉得很烦？"

带着这样的猜测，她坐立不安，十分烦躁，脑海中也开始设想明天会出现的糟糕场面：上司可能会当着全体同事的面训斥自己，让自己尴尬到极点……

之后，她一直胡思乱想，到了该睡觉的时候，也毫无睡意。原本她的睡眠质量还算不错，可就因为过分担忧，当晚她的睡眠时间还不到4个小时。

第二天早起时，她觉得头脑昏沉、身心疲惫，也没有勇气去公司上班。可就在她准备打电话请假的时候，才发现自己的手机出现故障，那条微信根本就没有发送出去……

在这个案例中，冯璐就是因为陷入了"执念"，为不一定会发生的事情过度担忧，这才引起了睡眠问题。可当她弄清楚真相后，才发现自己的担忧其实毫无必要。

这也提醒了我们，想要摆脱失眠，就要学会放下"执念"，尤其是在睡前，不能无休止地产生没有事实依据的担忧。

当你陷入了这种错误的认知后，不妨先用卡耐基的那句名言来提醒自己："我所担心的事情，99%都不会发生。"

如果自我提醒没有产生作用，你仍然无法控制自己的思维，那你可以尝试用以下这几种办法来进行自我调节。

1. 辩证看待得失成败

很多人之所以会有过度担忧的问题，是因为他们非常在意得失成败，无法接受自己会遭遇挫折、受到损失。可事实上，得失之间是相互联系、相互影响的，成与败也会相互转化。

正如那句名言："塞翁失马，焉知非福。"过度在乎得失只会让我们的双眼受到蒙蔽，无法做出正确的抉择。所以我们必须学会保持一颗平常心，要从客观的角度辩证地看待得失成败，这样才不会因为害怕失败而惶惶不安。

2.用事实概率来说服自己

当我们为未来担忧不已，以致影响了正常的睡眠时，不妨自我推算一下负面事件可能发生的概率，用事实来说服自己，使自己不被执念所困。

比如在乘坐飞机出国的前一天晚上，不少人会因为担心安全问题而失眠。这时你不妨进行一番这样的推理："飞机航行绝少会发生重大事故，造成多人伤亡事故的概率约为三百万分之一。也就是说，你需要乘坐三百万次航班，才有可能不幸遇到重大事故。而这意味着你得每天坐一次飞机，而且要连续飞行8200年。由此可见，坐飞机是很安全的，所以人们才说飞机是世界上最安全的交通工具。"

了解了上述这些数字后，你会发现自己之前的想法实在是有些"杞人忧天"，想通了这一点，你的忧虑一定会一扫而光。

3.用"立即行动"来缓解担忧

你还可以用"立即行动"的办法来减少对未来的担忧。比如你会担心自己不能很好地完成某项任务，此时与其放任自己陷入"执念"，还不如立即着手去做这件事情。行动能够转移你的注意力，使你没有时间也没有精力去无谓地担忧了。

而且行动能让你的心态变得积极起来，使你能够有勇气迎接各种挑战，而不是一边担忧一边逃避问题。

因此，你可以在过分担忧时，提醒自己马上打住，然后全神贯注地针对你最关注的任务展开行动，若你面对的任务不止一个，你还可以按照优先等级先完成最重要或最急迫的任务，之后再攻克下一个。

完成任务会让你产生一种成就感，这有助于产生"正向激励"作用，并可形成良性循环，帮你摆脱错误的认知，使你不会再被过度担忧影响了睡眠。

树立"睡眠信心"：从心理上战胜困扰你的失眠

在改变错误认知的同时，失眠者还应注意树立起对睡眠的信心。心理学家埃斯皮和奎斯通过研究证实，信心与人的睡眠息息相关：

当人的睡眠信心不足，认为自己一定会"睡不着"时，就容易引起睡眠质量的下降；相反，在信心充足时，人们相信自己一定能够战胜失眠，不认为自己是失眠者，睡眠质量便能够得到明显的改善。

刘敏文是一名高中学生，因为经常性失眠，心理压力很大。

刘敏文第一次失眠是在初三下学期，在一次模拟考前，他出现了入睡困难，直到凌晨2点多才勉强睡着。

从那以后，每到学习压力大、心情紧张焦虑的时候，他就容易失眠，特别是在高一下学期，他的失眠变得越发严重了，每天都会觉得自己晚上肯定睡不着，心理负担也越来越重。

家长对他的情况非常担心，带他去了医院，也开了一些调整睡眠的药物，可是效果不太理想。他也越发没有信心，总觉得自己的失眠不会好转了，因此每天郁郁寡欢，缺乏年轻人应有的朝气和活力。

他的父母看在眼里，急在心上，可无论怎么给他做思想工作，他就是振作不起来……

刘敏文的严重失眠问题与他缺少睡眠信心有很大的关系。心理学家科琳·卡尼在其著作《夜夜好眠》中说：睡眠信心在原发性失眠中扮演着重要的角色，很多失眠者经常表述出比正常睡眠者相对少的睡眠信心。

像刘敏文这样的失眠者，就会认为自己无法改善睡眠不足的问题，即使付出再多努力，也无法缓解失眠，而这种信心障碍常常会引发持续性失眠。

因此，科琳·卡尼等专家确信，失眠者只有树立起了睡眠信心，改变负性观念和不良睡眠态度，才能建立起健康有效的睡眠观念和行为。

那么，失眠者应当如何树立睡眠信心呢？

1. 要相信心理治疗的作用

心理治疗对失眠的好转和康复十分重要，但有的失眠者对于心理治疗却持怀疑态度，觉得心理治疗虚无缥缈，无法改善自己的失眠。还有的失眠者觉得承认自己有心理障碍是一件难为情的事情，因此会出现抵触心理治疗的情况。这样的失眠者是无法意识到自己身上的真正的心理病因的，也不会产生"向好"的信念，失眠的问题自然难以解决。

因此，失眠者首先应当多了解一些心理学知识，了解心理治疗的基本程序和效果，才能对治疗产生信心。

之后，失眠者可以以开放的态度主动接受治疗，并要对心理治疗师多一些信任，将自己的身心症状坦诚相告，再配合治疗师给出的治疗方案进行认知行为治疗或药物治疗，才有可能摆脱失眠。

2. 要有与失眠长期作战的勇气

失眠的治疗和调理是一个长期的过程，不可能一蹴而就。但有的失眠者往往会过于心急，总希望经过短时间的治疗后，就能看到明显的改善，这当然是很难实现的。

一旦治疗效果不如意，这类失眠者就会有明显的挫败感和沮丧感，继而失去睡眠信心，治疗和调理也不再积极。他们或是不坚持接受治疗，或是不再遵循良好的睡眠卫生习惯，这样的做法不但会让之前的治疗成果化为泡影，还有可能让失眠问题变得更加严重。

因此，失眠者一定要做好"长期作战"的准备，不能操之过急，也不要轻易打退堂鼓。只要治疗方案对症，就要有足够的信心和耐心，要勇敢地坚持下去。

3.要按照正确的方法积极行动

找到了治疗方案后，失眠者还要有信心和决心付诸行动，切莫拖延或敷衍。比如治疗方案要求严格按照作息时间表入睡，失眠者就要切实地去执行，不能因为改变作息感觉不舒服就不再坚持。再如，治疗要求在饮食、运动等方面进行改善，失眠者也要不打折扣地去落实。

总之，只有踏踏实实地去行动，睡眠才会得到改善，哪怕不能根治失眠，也能提振你的睡眠信心，让你相信自己可以通过努力找回安然睡眠的能力。

? 小测试：你有过度担忧的问题吗？

以下这些描述，你觉得哪些符合自己目前的情况？请根据实际情况回答"是"或"否"：

1.你是否会为自己的睡眠质量不佳而担忧？

2.你是否常在睡前为某些事情担忧，而且一担忧就停不下来？

3.在一项任务未完成之前，你是否会始终为它担忧，并会影响自己的睡眠？

4.在睡觉前你是否会一遍一遍地检查煤气和水龙头有没有关好？

5.你是否经常担心亲人会遭遇不幸？

6.你是否担心自己的某些行为会给所爱的人带来伤害？

7.你是否会因为没有足够的时间做一件事情而担忧不已？

8.你是否会在完成一项任务后，马上又为其他事情而担忧？

9.你是否经常担心自己会失去目前的工作？

10.你是否会为未来的经济状况而担心不已？

11.你是否担心会遭到他人的负面评价？

12.你是否会担心自己所做的事情的结果？哪怕你已经付出了最大的努力，也无法让自己感觉安心？

13.早上出门前你是否会担心门窗没有锁好？

14.你是否担心自己会患上一些严重的疾病？

15.你是否担心治疗和药物会损害自己的身体？

16.你是否担心自己会失去行为能力，必须依靠他人才能生活？

17.在接受医生的检查或一些定期体检前，你是否会感到十分紧张？

18.你是否觉得自己快要被担忧压垮了？

评分标准：

以上各种说法选"是"得1分，选"否"不得分。

请将得分加总后进行"担忧水平"评定：

1.担忧水平一等（总分0~5分）：你的担忧水平属于正常范围，尚不会对身心健康和睡眠质量造成明显影响。

2.担忧水平二等（总分6~10分）：你的担忧水平属于"轻度"范围，可能会对身心健康和睡眠质量造成轻微的影响，但经过自我心理调治后能够很快恢复正常。

3.担忧水平三等（总分11~15分）：你的担忧水平已经达到"中度"范围，最近睡眠质量可能会明显变差，并会影响到日常工作和生活，你需要尽早进行心理调治，使自己摆脱不必要的担忧。

4.担忧水平四等（总分15分以上）：你有过度担忧的问题，已经严重影响身心健康和睡眠质量，你可能已经出现了严重失眠问题，难以应付正常的工作、学习和生活，建议尽快向专业心理医师寻求帮助，避免让问题进一步恶化。

本测试为方便大家更快速地了解自己的心理状况，结果仅供参考。

第四章

舒缓压力，别在夜晚辗转难眠

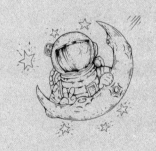

压力型失眠：不堪忍受的重荷

现代社会竞争激烈，工作、生活节奏加快，人们或多或少都会承受一定的压力。压力不仅会损害你的身心健康，还会妨碍你获得充足的睡眠。

睡眠专家安妮丝·威尔逊指出：压力会以不同的方式影响睡眠。比如一个压力大的人会过度考虑自己的工作、家庭和财务等，当他试图入睡时，这些想法会继续在大脑中被思考，并会导致睡眠模式的中断。

在下面的这个案例中，一位公司主管就是因为工作压力突然增大才引起了失眠。

朱晨在某公司担任部门主管，平时工作还算轻松，不用加班。但是年底他被领导委派了一项重要任务——负责筹备年会。

朱晨此前没有这方面的工作经验，一时之间不知道该从何做起，心中不免有些焦虑。他知道领导对自己期望很高，担心自己会让领导失望，又害怕会让下属觉得自己"不够专业"，所以心中产生了很大的压力。

他每天都在想着与年会有关的细节，就连吃饭都有些"食不甘味"；下班回到家后，他也没有心思读书、看电视，而是把时间都用在搜索资料、撰写活动方案上。

晚上该入睡的时候，他的大脑却还没有停止思考这些问题，导致他一连几天都睡不好觉。睡着了也常常会梦见年会上的情景；早上还不到6点，闹钟还没响，他却已经醒了。之后一整天他都觉得很没精神，如此循环往复，他的精神状态越来越不好……

朱晨出现了入睡困难、睡眠浅、多梦、易醒等睡眠问题，而这正是压力过大的表现之一。按照安妮丝·威尔逊等专家学者的说法，高强度的压力会使入睡时间延长，还会让原本良好的睡眠变得支离破碎。而睡眠不足又会触发身体的应激反应系统，导致应激激素皮质醇分泌增加，加重情绪不稳、烦躁问题，因而会进一步扰乱睡眠，形成恶性循环。

具体来看，因压力过大导致的失眠又可分为以下几种类型。

1.加重压力型失眠

加重压力型失眠，也叫一过性压力型失眠，指的是因为一些临时性的压力因素引发的失眠。比如前往完全陌生的环境，因为心理不适应而产生了压力；又如患上了发热、疼痛、过敏等急性疾病，因为身体不适也会导致心理压力增加。

这类一过性压力型失眠在持续一段时间后常常能够自行缓解，

比如逐渐习惯了新的环境，或是急病症状减轻或消失，心理压力便会明显减少，失眠症状也会得到改善。

2.短期压力型失眠

短期压力型失眠的触发原因比一过性压力型失眠更加严重，比如遭遇了失恋、离婚、亲友去世等，引发了情感的短期剧烈波动，使得心理压力剧增，睡眠质量也会受到严重的影响。再如接到了重要的工作任务或是要参加重要的考试、考核，使得情绪十分紧张，心理压力加大，也会引起失眠。

本节案例中的朱晨就是因为工作因素引发了短期压力型失眠，如果不及时进行调整的话，失眠问题会越来越严重，更会发展为慢性压力型失眠，所以这类失眠者在出现睡眠质量变差的问题后，一定要尽早采取措施为自己"减压"。

3.慢性压力型失眠

引发慢性压力型失眠的原因有身体因素，也有情感因素、心理因素。比如患有心血管功能不全、甲状腺功能亢进、支气管哮喘、溃疡病、类风湿性关节炎等疾病，因身体不适会造成持续性的压力，可导致慢性压力型失眠。再如情绪抑郁、焦虑会造成心理压力不断增加，也可引发慢性压力型失眠。

如果你出现了以上这些压力型失眠的情况，一定要加以重视，避免压力不断增加，致使失眠问题愈演愈烈，严重影响身心健康和生活质量。

觉察压力：自我检测，发现影响睡眠的压力

压力不但会影响睡眠，还会对身心健康造成很多负面影响。因此，你需要注意观察"压力过大"的早期征兆，以便及时"觉察"自己受到的压力。

从睡眠角度来看，压力会造成以下几方面的负面影响。

1.入睡困难

压力过大，会让人难以入睡——从躺下到入睡的时间经常超过半个小时。在此期间，你会躺在床上翻来覆去，虽然自我感觉十分疲倦，可就是无法进入睡眠状态。

长期"睡不着"更会让心理压力不断攀升，由此便会形成"压力大—难以入睡—压力更大"的恶性循环。

2.易醒、早醒

心理压力过大，还会造成易醒、早醒的问题。有时睡眠环境中稍有风吹草动你就会被惊醒，之后也难以重新入睡；有时则可能在闹钟响之前就会提前醒来，致使睡眠时间不断缩短，睡眠严重不足。

3.易做噩梦

心理学家指出，压力过重是使人频繁做梦的主要原因。特别是都市白领、私营企业家、大学生等特定的人群，因为面临的竞争因素和发展机遇较多，心理压力较大，往往会出现做噩梦或长期做一种类型的梦的情况。

比如，有的在职场打拼数年的白领，虽然已经远离了校园，却还是会在面临棘手问题时做"上课回答不出问题""考试交白卷"之类的噩梦，而这正是压力过大的一种典型表现。

除了上述这些与睡眠有关的变化外，你还可以从以下几个方面去觉察压力。

1.容易疲劳

心理压力变大的时候，体力、精力消耗会加大，容易引发各种疲劳症状：你会感觉身体沉重、体力不足；白天经常犯困或昏昏欲睡；在面对工作或学习任务时会感觉没有动力，还会出现"习惯性拖延"的问题，有时更是要把事情拖到"死线"（deadline）来临前才不情愿地着手处理。

疲劳症状正是身体向你发出的"警告"：让你抓紧时间休息，不能无底线地承担巨大的压力，否则疲劳超越了你的生理极限，很容易引发严重的身心问题。

2.食欲波动

当人体感受到压力后,交感神经系统会向肾上腺发出信号,加速肾上腺素、皮质醇等激素的释放,会引发心率的加快和血压的升高,也会影响消化系统的正常运作,因而会造成胃口不佳的情况。

但有时你又会想吃些甜食或油腻的食物来为自己"减压",由此就会表现出"食欲波动"。

此时除了要注意排解压力外,还要注意控制饮食,要摄入充足的营养,避免食用过多高热量的食物,以免引发肥胖、高血糖等疾病。

3.情绪不稳定

压力与情绪之间是密不可分的关系,压力越大,情绪就越难保持稳定。焦虑、烦恼、痛苦、沮丧、绝望等负面情绪接踵而至,会让人有一种不堪重负的感觉,此时如果再遇到一些不如意的事情,就很容易出现"情绪失控"的问题:你可能会因为一点小事或他人一句无心的话语而大发雷霆或崩溃大哭。

因此,当你发现自己变得越来越"敏感",越来越有"攻击性"的时候,就应当想到自己身上的压力是否已经超越了"警戒线"。

4.身体紧张

压力还会让你变得非常紧张,你的身体会长时间处于绷紧的

"警戒"状态，有时还会出现全身酸痛的情况，尤其是肩颈、腰、臀、背等部位的感觉会非常明显。

另外，有的人在压力袭来时，行走、做事的动作都会不知不觉地加快，有时还会出现一些咬笔头、用手指敲击桌面之类的小动作，这也是内心压力无从疏解的一种表现。

5.注意力下降

压力还会造成注意力分散和专注力下降，所以当你发现自己无法集中精神做一件事情的时候，不妨先停下来休息一会儿，或是做一些能够排解压力的事情。之后再回到这件事上，你会发现自己的思路变得清晰起来，做事的效率也会比之前提升不少。

上述这几点都是心理压力过大时容易出现的"信号"，你应当关注这些迹象，以便及时发现自己身上的压力问题，继而能够及时采取措施舒缓压力、改善睡眠。

梳理压力：了解你的"压力源"，卸下心头重担

在觉察到自身压力之后，你还应当分辨压力的来源，这样才能够有的放矢地释放压力，为自己卸下心头的重担。

心理学家将广义的压力分为三种类型，其中"正性压力"不但对人无害，还能起到激励和鼓舞的作用；"中性压力"不会引发后

续效应，没有什么好坏之分；"负性压力"则是一些有害的压力，它们会刺激人的生理和心理，可引发很多不良身心反应。

我们平时所说的压力大多指的是"负性压力"大，而能够引发这类压力的情境、刺激、环境等被统称为"压力源"。

具体来看，压力源又可以分为以下三类：

第一，生物性压力源。生物性压力源也叫躯体性压力源，指的是因为躯体受到创伤，或是患有疾病、感到饥饿、感受到噪声和气温变化等，都会对躯体造成一定的压力。另外，睡眠不能保持正常节律，或是严重缺乏睡眠（睡眠被剥夺）也会造成巨大的躯体性压力。

第二，精神性压力源。个体经验与阅历不足，对于一些事件有错误的认知，或是自身性格有局限，容易出现嫉妒、多疑、悔恨等情绪反应，这些因素都会引发精神性压力。

第三，社会环境性压力源。因家庭关系紧张或遭遇了重大变故，或是遇到了经济拮据问题，或是出现了严重的人际适应问题，都会引发社会环境性压力。

在现实生活中，人们感受到的压力源往往比较复杂，很少会表现为纯粹的单一压力源，所以我们在分析自身压力的时候，要将上述三种压力源看作一个有机的整体来进行考虑。

26岁的林涛在研究生毕业后，获得了一家大型企业的聘请，成了一位管理人员。领导对他非常器重，同事们也对他赞赏有加，大家都认为他的前途无可限量。

按理说，事业一帆风顺的林涛应当感到非常开心和自豪，可事实却并非如此。在同事和领导看不见的地方，林涛显得无精打采、郁郁寡欢。他总觉得工作和生活的压力太大，已经让自己有些喘不过气来了。

慢慢地，他的睡眠也受到了影响。最初只是有一些入睡困难的症状，晚上偶尔会醒来，但几分钟后又能顺利入睡。可随着时间的推移，他的失眠问题越来越严重，常常会过早醒来，醒后也不能继续入睡。

最近这两周，他一上床就开始胡思乱想，总是为一些工作上的问题担心不已，睡眠质量也变得更差了。

由于晚上睡不好，一到白天，他就感觉提不起精神，浑身乏力，工作也常常不在状态，为此还受到了领导的批评。

领导对他有些失望，督促他要把工作做好，但这番"训诫"无疑又给他带来了新的压力，让他更是烦恼不安，晚上也越发睡不好觉了……

在上述这个案例中，林涛遭遇了严重的工作压力，引发了睡眠问题。在分析工作压力的时候，他需要综合考虑躯体因素、精神因素和环境因素等多种压力源。

比如从躯体因素来看，因为工作时间延长、工作任务加重以及工作条件发生改变，造成了超负荷劳作，可引起身体疲倦、生物钟紊乱、严重失眠，躯体健康将受到很大威胁，烦恼和压力也会随之增加；而从精神因素来看，由于他个人过于敏感、内向、悲观，在工作中容易出现焦虑、紧张的情况，对工作的满意度较低，这样也会造成工作压力；再从环境因素来看，由于领导给予了他不良评价，组织内也缺乏有效的支持，他感觉信心受挫、升职无望，这样也会引发严重的工作压力。

在日常工作、生活中感受到了压力，我们就可以按照这样的方法去分析压力源。除此以外，我们还应当注意到压力源有急性和慢性之分。

慢性压力源指的是一些日常生活中的困扰和长期社会事件，它们会带来长期的、持续性的、不太明显的压力，与之相伴的可能是频繁出现但不太严重的睡眠问题；急性压力源也被称为消极生活事件，它常常不具有连续性，多是一些明显的生活改变，它会带来短期的、比较强烈的压力，也会引起短暂性或短期性的失眠问题。

为了更好地梳理压力源，你可以尝试进行以下这几个步骤。

1. 用"蜘蛛图"法列出让你感到有压力的事情

你可以找一张空白的纸，在中心画一个圆圈，用来代表你自己。之后可以以圆圈为起点，向外画出延伸的"脚"，每一只脚都是一件会带给你压力的事情。

你可以拓展思维，尽可能多画一些"脚"，最终，纸上会出现一个类似蜘蛛的图像。

2.以客观的态度给每一个压力源评分

你可以对每一个压力源进行评分，看看自己受到的影响有多么严重。为了让评分更加直观，你可以用1~10这十个数字来打分，数字越大，代表压力源对自己的影响越明显，而10分则表示压力源已经给你带来了无法忍受的压力。

需要提醒的是，你在评分的时候应当尽量客观，不要带着自己的主观情绪随意打分，否则得到的结果的参考价值会降低。

3.将注意力集中在得分最高的三个压力源上

经过梳理和评分后，你可以找出三个对自己影响最大的压力源，然后将注意力集中在上面，想一想今后应当怎么做，才能让压力减轻。

你可以把自己想到的减压措施写下来，并做好具体的"减压计划"，敦促自己积极执行，这样才有可能让困扰自己的压力逐渐减轻。

最后，你还应当进行定期检查和总结，检查的目的是要确定"减压计划"是否能够产生理想的效果，如果你没有感受到明显的变化，就应当重新梳理压力源，并制订新的减压计划。

如果"减压计划"能够帮你减少烦恼、恢复状态、改善睡眠，你也要注意总结经验，并把它们坚持下去，这样你才能够控制并战胜压力，也才能避免被压力影响到自己理想的睡眠。

缓解压力：掌握减压、助眠的有效方法

在现实生活中，"压力源"是无处不在的，不过，我们虽然无法彻底摆脱压力的困扰，但可以采取一些措施来缓解压力。这会让我们的生理、心理恢复到正常状态，也能帮助我们改善睡眠品质，缓解失眠症状。

小胡是某公司的项目经理，他所在的小组花费了一个月时间为客户制作了一个项目方案，然而客户却很不满意。

公司要求小胡紧急进行修改，时间只有三天。小胡十分着急，他明知道这是一个"不可能完成的任务"，却也只能硬着头皮接受。

在之后的三天里，小胡一门心思扑在方案上，每天无时无刻不在思考着各种数据和预案，就连深夜躺在床上，他的头脑也会自动运转，使他无法进入睡眠状态。

他在床上辗转反侧，感觉自己就像是一只在风暴中艰难航行的小船，随时都会被巨浪和狂风打个粉碎……

早上起床时，他觉得头昏脑涨，对着镜子细看，还发现自己的眼睛里布满了血丝，整个人的精神状态显得十分萎靡。白天上

班的时候，他对着电脑屏幕，却发现大脑忽然变成一片空白……

小胡好不容易熬过了这三天，也拿出了一版让客户满意的方案。当他确定任务终于完成的时候，觉得自己一下子彻底放松了。为了缓解压力对自己身心造成的损害，他向公司请了三天假，到风景优美的郊外畅游了一番。

在无人的旷野中，他对着天空大声呐喊，感觉疲惫的身心轻松了不少。当天晚上，他躺在床上后，只用了十分钟左右就睡着了，而且整晚都没有惊醒。清晨自然醒来后，他感觉头脑十分清醒，精神状态也比之前好多了。

对于小胡来说，突如其来的艰巨工作任务就是一种急性压力源，在它的强烈刺激下，小胡感觉身心疲倦，睡眠质量也受到了很大的影响。幸好他在完成任务后，马上想办法缓解压力、减轻疲惫，这才让自己的状态得以恢复，睡眠质量也得到了改善。

在这里，小胡采用了"欣赏自然美景"的减压办法：他离开了自己经常工作的环境，暂时告别了压力源，能够避免压力继续攀升；不仅如此，身处自然美景之中，他疲倦的心灵也能够得到很好的安抚，这对于压力的缓解很有帮助。

美国华盛顿大学的研究人员曾经进行过相关实验，他们将一些压力水平基本相同的志愿者分为3组，第一组看电视，第二组整天对着空白的墙壁，第三组欣赏美丽的风景。

之后，研究人员测量了志愿者的心率，发现身处自然美景中时，人的心率下降速度是最快的，这也说明欣赏自然景色能够有效缓解心理压力。

除了"欣赏自然美景"外，还有哪些缓解压力的好办法呢？

1.适度宣泄

心理学家莱斯特·莱文森和哈勒·德沃斯金认为，每个人都会承受压力，但很多人习惯把压力压抑在内心，而这无法让人保持精神饱满和心理健康。

因此，想要让自己的心灵重获自由，你就要学会适度宣泄自己的压力，这可以帮你恢复心理平衡，也可以帮你找回良好的睡眠。

在宣泄压力的时候，你可以选择向自己的亲朋好友倾诉，也可以找一个无人的地方大喊或放声大哭一场，这有助于释放出积聚的压力，调整机体的平衡。

需要指出的是，"宣泄"也要把握好尺度，切忌因为压力大就迁怒于身边的人，或是不停地对着亲朋好友发牢骚，这只会让对方受到伤害，或是感到非常尴尬，因此你一定要注意在不损害他人情感的前提下适度宣泄。

2.转移注意力

如果你感觉压力太大，实在无从排解，也可以尝试"转移注意力"的做法，也就是说，你应当暂时将自己的注意力从恼人的压力源上抽离，转而关注一些能够改善精神状态、调整身心平衡的事情。

比如，你可以用观看影视作品的办法来缓解压力：当你被压力困扰时，先暂时逃离压力源，然后找一部轻松幽默的电影或电视剧开始欣赏，这会在你的大脑皮层中产生一个新的"兴奋中心"，有助于抵消或冲淡压力造成的紧张、不快或焦虑情绪。

3.布置环境

你还可以尝试调整自己的生活，以便创造愉快的环境，帮助自己减压、助眠。比如，你可以在生活和工作的环境中布置一些艺术品，也可以尝试倾听自己喜爱的古典音乐、自然环境录音等，这些方法有助于缓解压力引起的紧张、焦虑和抑郁情绪，也能够起到改善睡眠的作用。

你还可以在手边摆放一些弹性小球或毛绒玩具，在压力过大时，不妨将玩具拿在手中用力挤压，也能起到减轻压力的效果。

需要提醒的是，良好的睡眠本身也是一种有效的减压方法。美国杜克大学医学中心的研究人员发现：与睡眠质量好的人相比，睡眠质量差的人心理压力更大，体内胰岛素水平更高，更容易出现炎症、中风、抑郁症等健康问题，而且压力越大越容易导致睡眠障碍，也容易引发不满和愤怒情绪。

因此，即使身处压力之中，你也一定要提醒自己尽量保持充足的睡眠，这样才能避免陷入压力和睡眠障碍的恶性循环中。

掌握控制权：专注于你能够掌握的因素

压力是我们在生活和工作中无法回避的话题。一份调查问卷显示45%的受访者觉得自己的"压力较大"，有21%的受访者认为"压力很大"。受访者当中包括很多管理者和领导者，他们在组织中肩负着重要的使命，面临着严峻的挑战，因而需要承受更大的压力，也有很大的可能会出现不同程度的睡眠问题。

36岁的童心悦在某企业担任客户营销中心经理，她领导的团队已经连续3个月业绩不达标，这让她感到十分焦虑。

为了完成KPI指标，她每天都把大部分时间放在工作上，忙着为每一个下属制订工作目标和计划，可就是这样，团队业绩仍然没有什么明显起色。

童心悦感觉压力很大，精神非常紧张，可晚上回到家后，她还要料理家务、辅导孩子学习，好不容易熬到上床的时间，她觉得自己已经快要崩溃了。

她非常渴望能够好好睡一觉，好让压力得到缓解。但越是这么想，就越是难以入睡。以前她就有偶尔失眠的问题，这几个月来，失眠越发频繁，最严重时竟然整整4天没有睡眠……

在现实生活中，像童心悦这样的情况并不少见。一方面，她面临着巨大的工作压力，需要投入更多精力来提升团队业绩、完成部门指标；另一方面，作为上有老下有小的中年人，她还要承担家庭重担，需要陪伴和照顾家庭成员，这也会让压力与日俱增，继而就会带来睡眠问题、健康问题、心理问题等一系列的负面后果。

为了避免让问题变得越来越严重，这类压力型失眠者可以参考积极心理学家泰勒·本·沙哈尔提供的"专注应对法"。

这种方法的核心就是"保持专注"，因为专注能够让你保持较好的精神状态，这样在面对压力时，你能够更好地掌握自己对人、事、物的控制权，因而会表现得更加从容、坦然，你的身心状态也就不会出现过分失衡的情况，这对于改善睡眠问题来说是很有帮助的。

你可以通过以下几种途径锻炼专注力、找回掌控权。

1.给自己一个正确的定位

很多被压力困扰的人在自我定位方面往往都存在着不同程度的偏差，比如身为一个团队、一个企业的管理者，应当多关注一些方向性、全局性的事务，而不应把自己的时间和精力过多花费在细节性、具体性的事务上，否则不但会导致办事效率低下，还容易给自己造成过多的压力。

所以在自觉压力巨大的时候，你应当先对自己进行重新定位，要弄清楚自己的角色、职责，才不会让自己掉入烦琐事务的海洋。

2.专注于你能够控制和影响的事务

在完成定位工作后，你还应当厘清自己的职责范围，不要去操心那些超越自己管辖领域的事务，而应专注于那些你能够控制和影响的事务。

仍然以管理者为例，你可能有重大决策、计划类的工作，制定规章制度的工作，改进现行流程和方法的工作等，这些工作事关重大，你责无旁贷，必须亲自承担。而且你一定要发挥自己的专注力，集中精力、一门心思妥善做好这些事情，这会让你有一种"掌控局面"的感觉，也有助于减轻压力。

3.找到适合的对象并向他们授权

在专注做好自己的工作之余，你还要学会掌握控制权，并要把一些不太重要的或重复性的日常工作交给适当的人去完成，这不但可以让你腾出手来专心做事，还能让你的下属获得一种"被信任"的感觉，他们也能够得到机会锻炼自己的能力，并会因此而感谢你。

另外，一些技术层面的问题，你也要交给技术人员去解决，千万不要浪费自己的精力勉为其难地去处理，否则不光会耽误大量时间，还会造成不必要的压力。

4.在工作和生活之间划好"界限"

你应当明确一点：工作是永远做不完的，你只能给自己树立明确而具体的目标，然后尽可能地努力达成这个目标。

在目标达到之后，你就不要给自己过多的压力，更不应当让工作无限打搅自己的生活。有一些杰出的管理者是这样做的：他们会将各项工作事务按照优先级进行排序，然后在工作时间专注处理好最紧急最重要的事务，到下班时间就准时离开公司。

他们不会把未做完的工作带回家里，也不会在深夜临睡前还在回复电子邮件、撰写工作报告。他们会将工作与生活截然分开，然后专注于和家人相处的时光，这会让他们的心灵更加满足、安定、快乐，白天在工作中积累的压力也会得到一定的缓解，夜晚入睡会更加容易，睡眠质量也能够得到保证。

最后，你还可以参考本·沙哈尔介绍的"清醒之岛"减压法。也就是说，你每天可以抽出1~2个小时的时间，专注于一件自己最感兴趣的事情，如阅读、听音乐、绘画、园艺、做手工、玩棋类游戏等。

这段专注独处的时间就是你的"清醒之岛"，它会帮你驱走烦恼和压力，可让你的身心恢复轻松状态，夜间睡眠情况也会得到改善。

学会"自我同情减压法"，会让你更容易入睡

当你在压力的折磨下无法入眠的时候，不妨来试一试"自我同情减压法"，这种自我调理方法对于减轻压力、调整情绪、改善睡眠非常有效。

首次提出"自我同情"概念的是美国得克萨斯大学的克里斯汀·涅夫教授，她认为自我同情是一种能力，"包括个体同情自己的遭遇，体验自我关怀和友善的感觉，对自己的缺点和不足能够以理解和非批判性的态度去面对，并能够认识到自己的经历是普遍存在的"。

在涅夫教授之后，又有众多的专家学者对"自我同情"进行了相关研究，证实善于自我同情的人，压力水平普遍较小。

美国的一些心理学家曾经进行过"自我同情"方面的测试。他们对来自各行各业的3000人进行了大型调查，这些调查对象在8个月内被评估了12次。结果证明，相比于自尊来说，自我同情能够带来更加稳定的自我价值感，也能够减弱调查对象在工作和生活中感受到的心理压力，使他们能够保持较好的身心状态。

在另一项研究中，心理学家要求参与者尽力回忆过去发生

的让他们感到最有压力的一件事情。比如有的参与者会想起自己在工作中遇到的重大挫折，还有的参与者会想起自己不幸的情感经历……

接下来心理学家将这些参与者分为两组，一组以自我同情的方式思考这个压力事件，而另一组则以自我保护或强化自尊的方式来思考压力事件。最后，"自我同情"小组的成员感受到的压力水平要明显低于"强化自尊"小组的成员。同时，"自我同情"者的负面情绪也有所减少，并且能够客观地看待该事件，不再自我逃避，还意识到自己也应当为不好的结果承担一定的责任。

心理学家所做的实验向我们证实了"自我同情"的强大力量。当我们因为心理压力而辗转难眠的时候，应当注意停止无谓的自责或责怪他人，代之以同情自己、理解自己和鼓励自己，这样才能为自己的心灵"减负"。

你可以通过以下几个途径，尝试用"自我同情"来缓解压力、改善失眠状况。

1.以友善的态度对待自我

当你遭遇挫折和失败的时候，可能会习惯性地进行自我批判，会说"我什么都做不好""我真的很差劲"，这样的批判会让你的情绪变得十分低落，也会让你的心理压力不断加大，会引发或加重失眠问题。

　　为了避免发生这样的情况，你应当学会用友善的态度对待自己。比如在不如意的事情发生后，你应当对自己说："这并不是我的本意，我也非常同情自己的遭遇，之后我会鼓起勇气去面对困难和挫折。"这样的心理调适过程能够帮助你减轻很多压力，也能避免你因为压力过大而引发食欲不振、失眠等问题。

2.考虑到其他人也会有类似的经历

　　在遇到不顺利、不如意的情况时，你可能很容易陷入悲观境地，会认为自己是"这个世界上最不幸的人"，并会给自己施加过多压力，觉得自己肯定无法处理好眼前的局面。

　　可事实上，没有人会永远一帆风顺，每个人在人生道路上都会遇到各种艰难险阻。那些让你感到烦恼、痛苦的问题在很多人身上也同样存在，所以你可以用自我同情的办法安慰自己："很多人也会有类似的经历，他们能够体会到我的感受。"这样你就不会觉得自己是孤独无依的，你身上的压力也会有所减轻。

3.接纳让你不愉快的想法

　　当你因压力过大无法入睡的时候，当你的头脑中不停地回放不愉快的想法时，你可以不必强行停止，而是要用"自我同情"的方式去接纳这些想法。

　　比如你可以这样对自己说："我只是一个平凡的人，没有办法预料到所有的事情，也无法阻止不好的事情发生。那么事已至此，我不妨坦然接纳它们。"之后，你可以把那些不愉快的事情想象成一片片在小溪中漂流的叶子，你可以容许它们自由地流动，而你则坐在一旁欣赏它们的样子。

你还可以把自己的思想空间想象成一片明净的天空，而那些不愉快的想法就是颜色灰暗的乌云，你可以不把注意力投放在它们上面，只要任它们在天空中自由飘动就好……

除了以上几点外，心理学家还推荐了一种"写信给自己"的减压办法。你可以以一个想象中的朋友的口吻来写这封信，让这位朋友给予你充分的同情和理解，接受你所有的弱点和不足，对你做错的事情则要表现出谅解和安慰之心。

写完这封信后，你可以将它暂时搁置到一旁，过几天后再重新阅读它，此时你便能完全领会到文字中的同情之意，你会有一种获得了安抚的感觉，心理压力也会逐渐离你而去。

PSTR量表由瑞士心理学家爱德沃兹于1983年编制，以德国心理学家穆瑞在1968年提出的心理压力因素理论为基础。适度的压力有助于提高工作效率，但过度的压力会使得工作效果适得其反，严重的时候会影响身体健康。你所承受的压力是否过大？以及你现在承受的压力比多少比例的人要高？可以试试经典的APESK-PSTR心理压力量表。

.

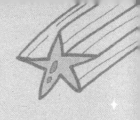

第五章

做好情绪调适，跟失眠说晚安

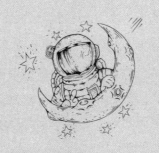

治疗失眠的关键在于调理情绪

影响睡眠的因素有很多，而情绪的波动可以说是其中非常重要的因素。在情绪稳定、心情愉快的时候，你的内部生理和心理能够保持平衡状态，夜晚入睡会比较容易，也不会出现惊醒、早醒、噩梦连连的情况。

相反，如果情绪很不稳定，容易被小事影响而产生悲伤、愤怒、懊悔、嫉妒、猜疑之类的负面情绪，睡眠就会受到很大影响。比如有的人会因为工作上的不顺心而心情沮丧，有的人会因为和家人发生矛盾而大发雷霆，有的人会因为之前做过的错事而懊悔不已，有的人会因为认知不良对他人产生猜疑、嫉妒情绪……

在负面情绪的折磨下，你常会辗转反侧、夜不能寐，即使已经入睡也会多梦、睡不安稳。因此，想要改善失眠问题，你就应当注意调理好自己的情绪，不要让任何一种负面情绪影响睡眠乃至健康。

41岁的赵晓琳有2年多的失眠史。2年前，赵晓琳因为在工作中出现了严重失误，导致情绪崩溃，引发了失眠。后来工作中的问题虽然得到了解决，但失眠现象却并未消失，她的情绪也变得很不稳定。

她经常会为一些小事烦躁不已，有时情绪低落、郁郁寡欢，不想和他人沟通；有时又过于亢奋，坐立不安，心情非常激动。

平时和家人、朋友一起聊天的时候，她常会对对方无意中说的一句话耿耿于怀，导致心中烦闷不快，甚至还会长时间生闷气。

情绪不稳定，让她的失眠问题愈演愈烈。为了帮助她顺利入睡，家人在夜间尽可能地保持安静，可她还是无法安心睡眠，每天睡眠时间仅有3~4个小时，白天精神很差，容易疲劳、乏力，严重影响正常的工作和生活……

情绪对睡眠能够造成的影响，可能远远超过你的预期和想象。就像在上面这个案例中，赵晓琳就因为情绪问题引发了严重失眠。而在现实生活中，类似这样的事情并不少见。这也提醒了我们，不要将自己囚禁在负面情绪构筑的牢笼中，要积极地克服自己的情绪问题，避免让它毁了宝贵的睡眠。

不过，人毕竟是情绪化的动物，总是难免产生喜、怒、哀、乐、忧、思、惊、恐等种种情绪，但你不能任由负面情绪摆布自己的行为和意志，要尝试自我控制，以便减轻负面情绪造成的不良影响。

为了尽早驱散负面情绪，你不妨试试以下这些方法。

1.自我察觉，及早意识到负面情绪的影响

很多时候你可能没有意识到自己正处于负面情绪的控制下，比如一位同事赢得了公司的一项大奖，你会不由自主地说："有什么了不起？"你甚至还会在心中猜度奖项的评选过程是否公平公正。在这个时候，你其实已经受到了嫉妒情绪的影响，但你却一点都没有察觉。

这种情况在心理学上被称为"自驾驶思考模式"，也就是说，情绪影响了你的理性思考，使你暂时失去了对思维和行动的控制能力，你只能在惯性的驱使下做出一些不够理智的事情，等你意识到这些后，难免会感到后悔。

想要避免这种情况，你就得加强自我感知，要及时地发现自己情绪的变化，并要尽快进行心理调适。对此，心理学家提供了一种很好的办法，叫"旁观者身份法"，就是说你可以从旁观者的角度来看待自己。当你想要发脾气或感觉悲痛、嫉妒、后悔的时候，旁观者身份可以使你从情绪中抽离。然后你可以提醒自己："我不能陷入负面情绪的摆布中。"这常常能够帮助你尽快摆脱负面情绪的操控。

2.冷静一下，再用理性思维分析当前的状况

在负面情绪产生之后，你应当告诉自己尽量保持冷静。你可以深呼吸几下，并在心中默默地从1一直数到10，再从10数到1，

以便让激化的情绪得到缓和。

待平静下来后，你就可以认真回想负面情绪产生的原因，对其追本溯源。比如因为与同事发生了矛盾，让你感到非常气恼，你就应该进行反思，不能一味地责怪对方，而是要发现自己身上的问题。这样你就能为对方的言行找到合理的解释，也会让自己的情绪变得更加平和。

若是因为自身工作失误引来了上级的批评，让你感到非常沮丧、难过，你也应该进行反思，看看有没有弥补错误的可能。像这样的理性反思能够避免你的思维钻牛角尖，也可以帮你逐渐逃离负面情绪。

3.与自己对话，并逐渐放松身体

消除负面情绪的关键还是在自身，如果你始终做不到"放下"，就没办法摆脱坏情绪的恶劣影响，所以你要尝试与自己和解。

为此，你可以在睡前找一面镜子，对着镜中的自己诉说烦恼，然后告诉自己："不要痛苦，不要生气，不要后悔……因为这只是在做'自我惩罚'。其实一切都会变好的，我也要变得快乐起来。"

然后，你可以对着镜中的自己微笑，并逐渐放松身体，感觉到颈部、肩部、背部绷紧的肌肉慢慢放松下来，握拳的双手也要尽量打开，皱紧的眉头舒展开来。

随着这一步步的放松工作，压在你心头的巨石也会随之崩塌、粉碎，负面情绪就会逐渐离你远去。此时你再上床睡觉，往往能够更加容易地进入梦乡。

摆脱悲伤情绪：避免陷入持久悲痛中难以自拔

你曾经被悲伤情绪折磨得难以入眠吗？心理学家通过大量研究发现，人的悲伤情绪比其他情绪持续得更久，这是因为人们往往会花费更多的时间来反复思考"分离""失去""失败"等让人悲伤的事情，而这也会让负面情绪不断积累，引发不同程度的睡眠障碍。

1年前，龚新文的母亲不幸因病去世。龚新文悲恸欲绝，很长时间都无法接受这个事实。

因为思念母亲，他会翻出家里的影集，一张一张地回忆过去和母亲相处的温馨时光。可是这样做并不能让他的心灵得到慰藉，相反，他觉得情绪更加低落了。

白天，他对很多事情都提不起兴趣，也没有办法静下心来完成日常工作。晚上入睡前，他还沉浸在悲伤情绪中难以自拔，致使睡眠受到了严重影响。

有时他要到凌晨2~3点才能勉强入睡，早上被闹钟叫醒后，他总是觉得自己的精神状态很差，注意力、记忆力都有所下降，工作考核也已经连续两次不达标……

悲伤是一种非常重要的情绪，在遇到亲人辞世、恋情告终、婚姻失败、朋友背叛、失业等各种不幸事件时，出现悲伤情绪是正常的心理反应，这也是我们处理负性事件的一种本能反应。可若是像龚新文这样任由自己陷入强烈而持续的悲伤情绪中，则会损害身心健康和睡眠质量，严重时还可引发抑郁症、消化系统疾病、心血管疾病等。

为了缓解悲伤情绪，提升睡眠质量，你可以从以下几方面进行自我调节。

1.勇敢面对悲伤的"心理源头"

在遇到伤心事时，有的人喜欢在人前故作坚强，他们害怕被他人视为软弱的人，所以会下意识地给自己戴上"面具"，伪造出"我没事""我很好"的假象。

可是在无人的时候，他们却会觉得非常痛苦，特别是在晚上入睡时，无法排解的悲伤情绪不停地折磨着他们，让他们整夜都无法安睡。

对于这类回避悲伤的人，最应该做的事情就是"直面悲伤"，因为这是战胜悲伤的必由之路。

你只有勇敢地面对悲伤的"心理源头"，心中厚厚的墙才会自然崩塌。之后你不会再否认生活的真相，而是能够坦然接受悲伤的事实，不会再让自己与消极情绪较劲。

当你能够这样做时，反而会发现心灵得到了解放，悲伤情绪似乎也没有之前那么不堪忍受了。

2.尝试用积极回忆改善自己的心境

在直面悲伤之后，你还要学着改善心境。很多人习惯一遍遍地回想伤心往事，这会让心境变得更加消极，也会让悲伤情绪不断叠加。

对此，心理学家建议你在感到悲伤时，应当尽量说服自己展开积极的回忆，比如可以回忆一些过去经历过的愉快的事情，或一些发生在自己身上的成功案例。这会大大改善你的心境，也会让你的心态变得阳光起来，有助于摆脱悲伤情绪。

你可以在晚上睡不着的时候进行这样的"愉快回想"，它不但能够带走悲伤，还能够帮你驱走沮丧、悔恨、愤怒等多种负面情绪，可以助你更加顺利地入睡。

3.用眼泪帮助释放悲伤情绪

在感到悲伤的时候，你可能会不由自主地流下眼泪，这正是悲伤情绪的一种典型反应。此时你不要觉得难为情，更不应当强忍泪水，而是应当任由眼泪自然流淌，以便更好地释放悲伤情绪。

心理学家威廉·佛莱曾经从生理心理学的角度对"流眼泪"进行了研究，他认为流泪是人们的本能，也是情绪积累到一定程度时，必然呈现出的"情感的自然表达"。

因此，在你快要被悲伤情绪压倒的时候，一定要让自己放声地痛哭一场，这对你的心理健康很有好处，也有助于改善睡眠质量。

需要注意的是，痛哭的时间不能过长，最好不要超过15分钟。这是因为人体的胃肠机能对情绪极为敏感。如果哭泣时间过长，会影响胃肠正常运作，造成食欲下降，严重时更有可能引发胃炎、胃溃疡，所以你应当提醒自己不能一直哭个不停，只要悲伤情绪得到发泄，就可以停止哭泣。

终结后悔情绪：世上本没有后悔药

在生活中，有很多人会因为自己的一次过失耿耿于怀，并会因此产生后悔、内疚、自责的情绪，时常懊悔自己之前为什么没能妥善处理问题。

白天，他们会被各种事务占据注意力，后悔情绪也会稍许减轻；可是一到夜深人静的时候，他们就会被强烈的后悔情绪包围，以致久久无法入眠。

晓蕾是一个上进心很强的女孩，她在上小学、初中的时候成绩一直名列前茅，可惜在中考时没有发挥好，考试成绩比重点中学的录取分数线低一分。

晓蕾家境并不富裕，父母为了让她得到最好的教育，咬牙拿出了3万元，让她进入了省重点中学。

家里的经济负担因此变得更重，父母不得不在下班后摆摊补贴家用，晓蕾见父母如此辛苦，心中产生了强烈的后悔情绪。

每天深夜躺在床上，晓蕾总会回想起"考试差一分"这件事情，她不停地责怪自己，总觉得所有的错误都是自己一手造成的，后悔自己之前没能再努力一些。也正因为这样，她晚上总是睡不着，第二天上课时经常打瞌睡，严重影响了听课质量。

晓蕾的失眠就是由后悔情绪引起的，在无法控制的后悔情绪的影响下，她会在入睡前不断回忆过去发生的事件，并会为自己没能做好的事情感到内疚。而这无疑会带来长期的心理压力，并会引发入睡困难、多梦易醒、白天嗜睡等一系列睡眠问题。

对于后悔情绪引起的失眠，我们要从以下几方面进行心理调适。

1.正确识别后悔情绪

你必须清楚地认识自己的后悔情绪，并要找到让你最为后悔的原因是什么。有的人会因为工作、学习中的失误而后悔不已；有的人会因为没能协调好与家人、朋友之间的关系而感到后悔，这种后悔情绪常常会在对方生重病或是去世后变得异常强烈；有的人会因为对待配偶、孩子态度过于粗暴，事后为自己的失控行为懊悔不已……

不管是哪种原因引起的后悔情绪，你都要学会勇敢面对。正如伟大的英国剧作家莎士比亚所言："聪明人从来不会为过去已经发生的事情感到懊悔和悲伤，而是更执着于寻找更好的办法来弥补遗憾。"

所以你不妨做一个"聪明人"，在失眠的夜晚，你可以从床上坐起来，然后将那件让你最后悔的事情写在纸上，再不停地告诉自己："世界上是没有后悔药的，徒劳无益的后悔无法改变任何事情，所以我要学着摆脱后悔，让自己能够放下包袱勇敢前行。"

2.用认知行为疗法克服后悔情绪

当你被后悔情绪淹没的时候，采用认知行为疗法可以改变你思考问题的固有模式，也能够转变你对后悔、内疚、惭愧的态度，还能让你专注于一些可以改变现状的积极的想法。

为此，你可以拿出之前写下的"最后悔的事情"，在后面写下自己的心结"我为什么没有这么做"，之后，你可以将"为什么没有"划掉，改成"下一次"，这样做能够缓解你的后悔情绪，也能更好地指导你的行为。

比如你因为迟到错过了一次重要的考试，这件事让你陷入后悔情绪中难以自拔，你就可以在纸上写上"我为什么没有按时出发"，之后将这句话改为"我下一次按时出发"，就能让你从做错的事情中吸取到教训，而不是一味地去责怪自己的过失。

3.停止自我否定，学会原谅自己

后悔情绪带有强烈的自我否定意识，你会认为是自己犯了错才导致了一切不理想的结果。之后你会否定自己的一切努力，并会对自己做出全然负面的评价，而这更是会让后悔情绪升级，让你陷入恶性循环中。

为了避免出现这样的情况，你应当学着客观看待自己的失误，不要因为某个小过错就将自己视为"失败者"。

你还要学会原谅自己，这不仅能够缓解你的后悔情绪，还能让你变得自尊、自信。心理学家提供了一种非常有效的自我原谅的方法，就是"写一封给自己的信"。在写信的时候，你可以以第三人的口吻，对过去那个出现了失误的自己讲明看法，给出建议，这样做可以让你从更加客观的角度看待整件事情，也能让你找回理智，还能让你开始理解和同情自己，而不会用过于严厉的方式指责和贬低自己。

当你能够真正原谅自己时，也就能够更好地应对后悔情绪，而不会只是消极地抵抗或逃避这种负面情绪。

英国伦敦大学学院心理学教授亚德里安·弗海姆曾经这样说道："一旦你接受了自己的后悔情绪，那种痛苦的感受往往会自动淡化。"

你不妨将这句话当作自己的座右铭，在因后悔而失眠的夜里，你可以诚实地面对自己的失误，真切地感受并理性看待后悔情绪，最终负面情绪便会慢慢退去，你的失眠问题也能够得到较好的缓解。

克服猜疑情绪，抑制主观臆断

在生活中有这样一类人，总喜欢无端猜疑，会认为什么事情都和自己有关联，还会对他人的一些言行过度敏感、过分怀疑。

这种猜疑情绪不但会损害正常的人际关系，还会严重影响个人的身心健康。当心中升起猜疑心理时，你的精神会长时间处于紧张状态，还会缺乏应有的安全感，而这无疑会干扰正常的睡眠，严重时更可能会让你陷入痛苦的失眠中。

33岁的马悦涵在某公司担任人事部助理，她性格比较内向，为人又非常谨慎，总是很在意同事们对自己的看法，有时甚至发展到了无端猜疑的地步。

有一天上午，马悦涵到财务部处理报销单据，其间因为一些数据出入，和会计小孟争执了几句。

之后，马悦涵气呼呼地回人事部去，刚走到门口，就听见几位同事在里面有说有笑，可等她进门后，同事们却不怎么说话了。

马悦涵立刻想到："他们刚才准是在说我的坏话，一定是我和小孟争吵的事被他们知道了。"

带着这样的想法，马悦涵总觉得每一位同事都在背后嘲笑自己。她在办公室里如坐针毡，心中十分憋闷。好不容易熬到下班时间，她立刻逃也似的离开了公司。

可是回到家后，她的情绪还是没有丝毫好转，"同事在说我坏话"这个想法一直在她脑海中萦绕。到了晚上该睡觉的时候，她翻来覆去，难以入睡，好不容易睡着后，又被噩梦惊醒。早上醒来时，她的心情非常糟糕，不想起床，也不想去工作……

让马悦涵陷入失眠的罪魁祸首正是猜疑，在猜疑的驱使下，她会特别在意他人对自己的态度，还会没有根据地怀疑他人在针对自己，并会因此闷闷不乐、心烦意乱，以致严重影响了正常的睡眠。

那么，马悦涵又是如何一步步陷入猜疑的呢？心理学家对此给出了详尽的分析，并点明了最容易出现在猜疑者身上的三种心理模式。

1.自我封闭的假想模式

有一个脍炙人口的寓言故事叫作"疑邻盗斧"，说的是有个人丢失了一把斧头，就无端怀疑是邻居的儿子偷走的。从这个假想出发，他觉得邻居的儿子看起来十分可疑，无论是走路的样子，还是表情和举止，都像是鬼鬼祟祟的盗贼。然而没过多久，他意外找回了自己的斧子，这才知道之前的假想毫无根据，这时候他重新观察邻居的儿子，却发现他的一举一动都十分正常。

在这个故事中，丢斧子的人就是一个典型的猜疑者，他的思维是从一个假想目标出发，最终又绕回到假想，由此形成了一种自我封闭的模式，无法得出客观的结论。

2.自信不足的"自贬"模式

有的人经常猜疑他人看不起自己、说自己的坏话，这也说明他们对自己缺乏足够的自信。也正是因为这样，他们才会觉得别人总是在议论自己的缺点，或是嘲笑自己做过的错事。

相反，若是他们非常自信，能够对自己做出正确的评价的话，就根本不会在乎他人的指指点点，也就不容易产生猜疑心理了。

3.过度保护的自我防卫模式

还有一类人，可能因为之前在人际关系中受到过伤害，情感遭受了严重打击，致使他们产生了强烈的自我保护心理，有时这种心理会发展为严重的自我防卫心理，使他们完全无法信任他人，所以很容易产生猜疑心理。

不管猜疑心理是基于哪种模式产生的，你都要注意调整自己的心理，不要让自己习惯性地猜疑，以免影响身心健康和正常睡眠。

心理学家给出了以下这些建议，可以帮你减少猜疑心理出现的可能。

1.识别并停止"自动推理"

"自动推理"是一种非常有害的思维陷阱，而它在猜疑者身上是普遍存在的。当猜疑者遇到某种情境时，大脑还没来得及从主观角度做出判断和分析，"自动推理"就会让他们"不假思索"地得出某些不合理的结论，进而就会引发猜疑。

就像案例中的马悦涵在同事们停止说笑时马上进行了"自动推理"，认为同事们是在针对自己，可这其实并不符合客观事实，但马悦涵却信以为真，还受到猜疑心理的影响，变得情绪低落、寝食难安。

如果你也有这种"自动推理"的坏习惯，就要注意将它产生的负面想法和其他想法区分开来。比如，自动推理让你得出了负面判断，你就要反问自己："事实真的是这样吗？我是不是误会了什么？"这些问题能够打断这种自动推理，也能够改变你的错误认知，有助于减少猜疑出现的可能。

2.给自己一个客观的评价

对于信心不足的猜疑者来说，最重要的事情是全面、客观、准确地评价自我，也就是说，你既要认识到自己身上的缺点和不足，又要看到自身的长处和优势，这样才不会随时随地地自我怀疑，也不会对身边人的某些言语、某些行为进行"戏剧化"的猜测和过度解释。

当你能够完全客观地认识自我的时候，便可跳出猜疑的怪圈，坦然面对生活。

3.敞开心扉，与被猜疑者推心置腹地沟通

很多猜疑者喜欢把负面情绪藏在心里，而这只会让猜疑升级，会让自己的心灵不堪重负。因此，心理学家建议你可以把自己的想法毫无保留地讲给被猜疑者听，让心中的疑虑得到彻底的"曝光"，而对方在了解了你的想法后，也可以帮你解开心结，你们就能趁此机会消除隔阂、解除误会，猜疑心理也会不攻自破。

必须提醒的是，如果你的猜疑情绪已经非常严重，经过自我调整后，效果并不理想，而你已经无法保持正常的睡眠、进食、工作或学习节奏，你就需要到医院或心理咨询机构寻求帮助，以避免猜疑的阴影进一步扩大。

接受自我，化解嫉妒情绪引发的失眠

嫉妒情绪也是引发失眠的诱因之一。法国大文豪巴尔扎克曾经这样说道："嫉妒者的痛苦比任何人的痛苦更大，他自己的不幸和别人的幸福都使他痛苦万分。"

的确，在嫉妒他人的同时，嫉妒者自身的**情绪会出现巨大的波**

动，烦躁、焦虑、易怒、怨恨、羞耻等负面情绪接踵而至，严重时还会**引发内分泌系统失调，神经系统、消化系统紊乱，**出现失眠问题也就不奇怪了。

　　佳琪和梅子是大学同学，也是要好的朋友，毕业后两人去了不同的城市发展，但还是会通过电话保持联系。

　　最初，两人都是刚刚走上工作岗位的新手，也都遇到了很多难题，她们在电话中互倒苦水，互相安慰，烦闷的情绪也会得到释放。

　　可慢慢地，佳琪的心境发生了变化。她发现梅子比自己"成功"得多，才不过几个月时间，梅子已经能够在工作岗位上独当一面了，还得到了上级的器重和同事们的欣赏。

　　反观佳琪自己，至今都没有适应工作节奏，每天都会出现不少纰漏，也惹来了领导的批评和同事的挖苦。佳琪心中充满了挫败感，可偏偏在这种时候，她还要耐着性子听梅子讲述自己的成功经历，这让她感到烦恼极了。

　　"在学校的时候，我和她的条件差不多，她凭什么比我表现得更出色？"在不知不觉中，佳琪心中的妒火越烧越旺，她很害怕接到梅子的电话，哪怕梅子只是随口说几句生活小事，在她看来，也像是在炫耀成功。

　　嫉妒让她情绪低落，脾气也变得古怪暴躁。到了夜深人静的时候，她更是被嫉妒折磨得难以入眠。

她躺在床上长吁短叹着，一会儿感慨自己"生不逢时"，一会儿又抱怨梅子"热衷显摆"，这让入睡变得越来越困难了，有时她甚至会辗转反侧一夜，清晨不得不带着黑眼圈起床……

让佳琪陷入失眠的根本原因便是**强烈的嫉妒情绪**。对于像她这样的失眠者，最需要做的是找到嫉妒的心理根源，才有可能从根本上消除嫉妒，找回良好的睡眠。

那么，嫉妒情绪到底是如何产生的呢？综观大量真实的案例，我们发现引发嫉妒的原因不外乎以下几种。

1. "比较"带来的心理落差

每个人都会有比较心理，会不由自主地将自己与他人的境况相比较。如果比较的结果不太理想，就会**产生心理上的落差**。

这种落差有时会带来积极结果，比如你会督促自己加倍努力，以便能够赶上比较对象；但更多的时候，落差带来的是消极后果：你会产生**较强的挫败感**，并会给自己很多负面评价，会认为自己"无能""毫无进步"等。与此同时，你的心中也会滋生出对他人的嫉妒情绪。

值得注意的是，嫉妒在拥有相似的生活背景、教育背景、社会阶层的人之间更容易滋生，若是双方条件相去甚远，反而不容易引发心理失衡，也就不会产生嫉妒情绪了。

2.被破坏的"自身优越感"

很多人会因为自己具有某种能力，或是有过某种成就，就会产生**较强的优越感，**并会因此变得自恋、自负、傲慢。

这时如果在他们的视野中突然出现了一个在该方面更加优秀的人，就会让他们感觉大受打击，并会出现"他凭什么如此"的想法，而这就是嫉妒心理最初的萌芽。

3.无限降低的"自我价值感"

还有一部分人在成长过程中经常受到父母的否定、挑剔，致使他们从内心深处产生了**自卑心理，**认为自己是"没有价值的"，是"不如他人的"。

然而，人类天然又有维护自己价值感的本能，于是他们的内心就会陷入痛苦的矛盾和冲突之中，在遇到那些自信、乐观、拥有"高自尊人格"的人时，他们就会不可抑制地产生嫉妒心理。

在内心被嫉妒折磨，让你整夜无法入眠的时候，你需要学会自我适应和自我调节，以便解除嫉妒的困扰。

1.要学着接受自己

陷入嫉妒情绪的人往往只会关注自己不如别人的地方，而这只会让自己更加痛苦。想要摆脱嫉妒，就要学会**客观、公正地评价自己，**不但要正视自己身上的不足和缺点，还要看到自己身上的闪光点，从而可以发掘出个人的价值所在。

这样你就能够逐渐扭转"低自尊"的问题，并能够认可自己、接受自己，更会因此变得自信、乐观，而嫉妒情绪也会逐渐离你远去。

2.要正确认识嫉妒

嫉妒和快乐、焦虑、悲伤、开心一样，都是人类正常的情绪，与道德无关。所以在陷入嫉妒时，你先不要急于自责，也不要对嫉妒做出评判，而是要先让自己冷静下来，去探究一下嫉妒产生的源头，看看你最在乎的到底是什么事情。

3.将嫉妒转化为动力

在充分了解了嫉妒的原因后，你可以**用"两分法"认识嫉妒的积极成分和消极成分。**嫉妒的消极成分使你整日陷入负面情绪中，会不由自主地产生对他人的仇视，你应当努力消除这种"消极嫉妒"，不要让它将你拖入痛苦的深渊。

另外，你要注意到嫉妒也有积极的一面，那就是能够给你提供一种想要完善自我、超越他人的动力。

因此，你可以在每晚临睡前进行这样的自我调适：先在脑海中回想一个最能引发你嫉妒情绪的人，当你的心中涌现出"他凭什么比我强"的想法时，就要立刻将它转换为这样的信条：**"他都能做到，那我也能！"**

这样的训练会让你失衡的心态获得明显的改善，对于提升睡眠质量来说是很有好处的。同时，这种自我激励还会让你心中充满对成功的渴望，也会推动着你一步步向成功靠近，直到成为一个更加优秀的自己。

合理释放愤怒情绪，改善怒火引发的失眠

认知行为疗法的鼻祖，美国著名应用心理学家阿尔伯特·艾利斯提醒人们要关注自己的愤怒情绪。因为愤怒如果不能得到控制，将会对个人健康、职业生涯、人际关系产生诸多负面影响。

那么，愤怒与睡眠之间的关系又是怎样的呢？美国杜克大学医学中心的威廉姆斯医生指出，愤怒就像是一种信号，会让你的身体进入一种紧张的"战斗"状态，此时你的肾上腺会加速分泌肾上腺素等激素，你的心跳会明显加快，血压会开始上升，呼吸也会变得急促，你的大脑将处于高度警觉状态，而这将会直接影响到你的睡眠，会对睡眠时长和睡眠质量造成不良影响。

更为糟糕的是，你的睡眠问题又会反过来加重愤怒情绪。你会因为睡眠不足而感到沮丧、难受、无法集中注意力，你对情绪的控制能力也会大大下降，往往在这种时候，你会更加容易愤怒，并会在冲动驱使下做出一些让自己后悔的事情。

32岁的公司职员唐琳因为对自己的婆婆有意见，心中充满了愤怒情绪。唐琳和丈夫准备要个孩子，但两人工作都很忙，希望婆婆能够帮忙照看孩子。可婆婆却严词拒绝了，还说自己已经辛苦了一辈子，也需要过一过轻松的晚年生活。

　　唐琳不敢和婆婆理论，但她心中总是憋着一股怒火，每天下班回到家后，一见到丈夫，她就控制不住地对他发脾气。最初丈夫还会哄着她，可时间长了，丈夫失去了耐心，便和她争吵起来。

　　频繁的争吵让夫妻感情变得很不和谐，每天被愤怒情绪包围，唐琳的睡眠也受到了影响。她开始整夜整夜睡不着觉，躺在床上的时候，她的脑海中总会浮现出婆婆和丈夫说过的一些过分的话语，更是气得浑身发抖。

　　有时她会觉得浑身燥热、烦躁不安，不得不从床上爬起来，在屋里来回走动半个小时，才能让心中的怒火稍微减弱一些。

　　由于晚上睡不好，唐琳在白天的精神状态也十分糟糕，工作效率直线下降。因为注意力不集中，她还在工作中出现了一次失误，招来了领导的斥责。

　　唐琳心中也十分懊悔，可她实在不知道应该如何控制自己的愤怒情绪……

　　美国心理治疗师保罗·奥斯特曾经这样说道："怒火的背后总

是隐藏着痛苦，但是不分青红皂白地乱发脾气也是愚蠢的。"

用这句话来评价唐琳的做法，可谓恰如其分。唐琳就有乱发脾气的问题，她将不满情绪转化为一种内心的狂躁，让自己变得敏感易怒。同时，她还将怒火发泄在了无辜的丈夫身上，这样非但无法安抚自己暴躁的情绪，反而增加了自身压力，让自己陷入了失眠的痛苦之中。

想要改善这种愤怒引起的失眠，就要学会合理地释放自己的情绪，以下是心理学家总结出的释放愤怒的三个步骤，可以供你参考。

1. 允许自己愤怒，不要刻意压抑自己的情绪

你必须认识到，愤怒和喜悦、哀伤、恐惧一样，都是人类最基本的情绪，它本身并没有好坏之分，只不过是一种心理机能的正常表现而已。

因此，在你遭受到了不公正的对待，或是受到了威胁或侵犯的时候，出现愤怒情绪是很自然的。你不必刻意压抑自己的情绪，而是要承认愤怒的出现是合理的，只要愤怒情绪不失控，不会伤害到自己或他人，你就应当接受它的存在。

2. 在合理的范围内释放愤怒和紧张情绪

当愤怒来临时，你可能会大吼大叫、摔砸东西，但这些方式只能让你获得一时的发泄，却无法让愤怒情绪真正释放出来。在冲动

的行为停止后，你难免会有余怒未消的感觉，并会为自己不理智的行为感到懊悔，而这对你的身心健康并无益处。

当然，你也不能把愤怒深深埋藏在心中，隐忍不发，这会让你感到更加痛苦，也有可能会成为愤怒失控的导火索。因此，苏珊·福沃德等心理学家建议我们掌握好"释放"的尺度，要通过一些更加合理的方式让愤怒得到充分的释放。

那么，有哪些方式可以帮助我们释放愤怒呢？心理学家认为运动是一种不错的办法。在运动过程中，你可以暂时忘却那些让你愤怒的事情，同时运动又有助于快乐激素多巴胺的分泌。在大汗淋漓的运动结束后，你会有一种轻松、舒畅的感觉，愤怒情绪也会得到缓解。

3.学会表达自己的愤怒情绪

当你的愤怒情绪得到了控制，不会再出现缺乏理性的发泄行为时，你就可以用"表达"的办法进一步释放愤怒。

美国心理学家托马斯·高登建议我们可以把自己的感受描述给对方听，比如可以对对方说："当你这么说的时候，我感到非常生气，我觉得自己的尊严遭到了冒犯。"

这会让对方明确认识你的情绪，并会给予你应有的重视。之后你可以向对方表达你的期望："我希望你能够向我道歉，因为……"

当然，你在表达愤怒的时候，要注意语气不能过于咄咄逼人，也不能滔滔不绝、长篇大论地表达自己的想法，而是应当留给对方解释的时间和机会，这样才能重建你们之间的关系，也能够让愤怒最终消弭于无形。

当你的心境重新恢复平静的时候，你便能够找回久违的睡意，可以踏踏实实地睡上一觉，让身心得到真正的放松。

停止抱怨，用"21天不抱怨"练习改善你的睡眠

在工作或生活中遇到了不顺心的事，你的第一反应是什么呢？是开始努力想办法解决问题，还是开始絮絮叨叨地抱怨任务太难、同事不配合、时间太紧、家人不理解自己……

如果你很自然地选择了后者，说明你已经染上了爱抱怨的坏毛病，在不知不觉中成了情绪的奴隶。

心理学家将抱怨称为"情绪的毒瘤"，这种说法是很有道理的，抱怨确实有诸多害处：

首先，抱怨会影响你的判断力，使你看不到自身的缺点和不足，让你一次又一次错过自我反省、自我提高与改善的机会；

其次，抱怨还会形成一种消极的思维定式，让你一遇到问题就从消极方面进行思考，使你的心态越来越糟糕；

最后，抱怨还会影响你的睡眠，当你陷入糟糕的坏情绪中，不停地抱怨时，你会发现按时入睡变得越来越困难了。

当你躺在床上，合上双眼时，你的内心却无法保持平静，满腹

怨气的你总是会辗转反侧、唉声叹气，即便你强迫自己停止抱怨、尽快睡着，却总是无济于事。

38岁的万峰在某包装设计公司担任设计师，日常工作十分辛苦，有时好不容易做好了样稿，又因为客户的一句话需要全部返工重做。为此，他没少在公司里抱怨。

最初，他还只是偶尔地抱怨两声，发泄一下心中的坏情绪。可时间长了，抱怨几乎成了一种条件反射，他只要遇到不顺心的事情，就会叫苦连天，没完没了。

他不但会在公司抱怨，还会在家中对着家人抱怨不已。下班回家看到妻子没有及时做好晚餐，孩子没有自觉地去书房写作业，他也会立刻抱怨起来，仿佛生活中没有什么事情能够让他满意。

晚上睡觉时，他已经躺在了床上，心里却还抱怨着白天遇到的一个麻烦的客户，他不停地自言自语："从来没见过这么麻烦的人，设计好的稿子改了一遍又一遍，他就是不满意，我看他分明就是想要为难我……"

妻子劝他放宽心，不要思虑太多，以免影响睡眠，可他却听不进去。

由于心中充满了坏情绪，他的失眠问题越来越严重了。以前他入睡虽然困难，但在上床1小时后还是能够睡着的，可现在他总是不停地翻身、叹气、唠叨，根本就无法入睡。

有时到了凌晨2点左右，他还没有什么睡意，眼看着时间一分一秒地过去，他更加心烦了，忍不住长叹道："工作太难，事情太多，这日子真是没有一点盼头……"

抱怨让坏情绪长久地停留在万峰的心中，使他看什么都不顺眼，牢骚满腹，心理状态十分糟糕；抱怨还严重影响了他的睡眠质量，使他的睡眠时间越来越少。而长期失眠更是影响他的心理健康，由此便形成一种恶性循环：越是抱怨，情绪就越糟糕，睡眠质量就越差，心态就越是会受到不良影响。

抱怨的危害不可小觑，时间长了，它会严重损害身心健康，也会毁坏一个人的认知模式。在日复一日的抱怨中，像万峰这样的人会陷入自我建造的"牢房"中，不知道该如何获得解脱。想要改变这种局面，就要马上停止抱怨，并要做好情绪调适，才能从根本上改善睡眠。

在这里，我们推荐一种"21天不抱怨"法，帮你走出抱怨的泥潭。

这种方法是美国著名的心灵导师威尔·鲍温首创的。之所以把时间定为21天，是因为行为心理学家认为一种新的习惯的养成或新的理念的形成及巩固需要至少21天的时间，所以想要改变爱抱怨的习惯也可以从21天的训练开始，其具体做法如下：

（1）将一只紫色的手环戴在你的左手腕上，尽量不要摘下。

（2）在日常生活和工作中注意自己的言语，一旦发现自己正在抱怨（未说出口的抱怨不计入内），就立刻把紫手环从左手腕摘下，戴到右手腕上。同样，如果又一次说出了抱怨的语言，就要将紫手环戴回到左手腕上。

（3）你可以在每晚临睡前回顾当天的言语、行为，看看自己是否在当天成功做到了"不抱怨"。你还可以准备一张表格，记录自己的训练情况。如果某天确实做到了"不抱怨"，就可以在表格中画上一颗星星，同时还可以从语言上对自己进行嘉奖。这样能够产生一种积极的心理暗示，能够督促自己将良好的习惯保持下去。

（4）按照上述方法，坚持训练下去，直到紫手环能够在你的一只手腕上连续佩戴21天，这样你也就达到了连续21天不抱怨的目标。

（5）第一次"21天不抱怨"练习结束后，你可以毫不停顿地开始下一次练习，以便巩固成果，让不抱怨成为你的习惯，此时你一定能够惊喜地发现，困扰自己的睡眠问题也得到了一定程度的解决。

威尔·鲍温的这个"21天不抱怨"法已经影响了全球80多个国家的600多万人，在4~8个月的连续练习后，他们大多成功地摆脱了抱怨，恢复了平稳的心态，也找回了高质量睡眠。

你也可以从现在开始尝试这种不抱怨训练法，只要你有突破困境的愿望，改变抱怨的态度，积极、专注地坚持练习，就一定能够彻底摆脱抱怨和抱怨引起的失眠问题。

乐观训练法：快乐的情绪带来快乐的睡眠

心理学家通过研究发现，乐观情绪对于改善睡眠来说非常重要。美国伊利诺伊大学教授埃尔南德斯认为："情绪乐观的人更倾向于以积极的方式思考问题，会用积极的方式解决压力事件，而这会减少入睡的困难，也会消除他们在整个睡眠周期的担忧和反思。"

为了证实自己的理论，埃尔南德斯进行过这样的实验：他在美国几个州随机挑选了3500名32~51岁的研究对象，请他们分别填写一份乐观调查表。

这份调查表包括多个需要他们根据自己的实际情况做出评估的问题，如"我总是对自己的未来感到乐观""我几乎不希望事情顺其自然"等。

根据调查结果，埃尔南德斯将这些对象按照乐观程度分成了若干等级，再分别研究他们的睡眠情况，其中包括他们的失眠症状、入睡困难情况、每晚实际睡眠时间等多项数据。

最后，埃尔南德斯和工作人员统计了这些数据，发现那些乐观程度最高的研究对象睡眠质量比乐观程度最低者高出78%，而那些比较乐观的对象睡眠质量也很不错，平均每晚能安睡6~9个小时，其中有74%的对象甚至没有体验过失眠症状，白天也很少出现嗜睡的情况。

埃尔南德斯教授的实验证实了保持乐观情绪对于睡眠的积极意义。乐观的人能够以平静的心态面对人生的起起伏伏，不会因为暂时的低谷就感到绝望、沮丧；乐观的人能够以积极进取的态度面对生活，凡事都往好处想，不会让忧愁和烦恼占据自己的心房；乐观的人不会在意他人的眼光，他们坦坦荡荡，很难被嫉妒或猜疑等负面情绪折磨。也正因为这样，乐观的人能够拥有踏踏实实的睡眠，很少会遭到失眠的侵扰。

因此，如果你想要改善自己的失眠问题，就可以着重培养自己的乐观情绪，并可以尝试使用"积极心理学之父"马丁·塞利格曼的"ABCDE乐观训练法"对自己进行情绪调适。

ABCDE训练法中的A就是adversity（困境、逆境），你可以把它看成是工作、学习、生活、人际关系中发生的各种不好的事情；

B就是belief（信念、看法），指的是你对这些不好的事情持有的信念；

C就是consequence（结果、后果），指的是你的信念造成的种种后果；

D就是disputation（争论、辩论），指的是你要和自己辩论；

E就是energization（激发、激励），指的是你要摆脱怀疑，激励自己产生更加积极的行动。

我们不妨举例子来生动地说明ABCDE训练法的具体使用过程。

1.当逆境袭来……

假设你正在为一个重要的订单而努力，为了拿下这个客户，你已经想尽了办法，也付出了大量的时间和精力，没想到最终客户还是拒绝了你，和别人签下了订单。这个事件就是你目前遇到的逆境，你要对它有清楚的认知。

2.错误的信念诞生……

对于那些情绪悲观的人来说，在遇到像这样的逆境时，可能会自然而然地想到："我真是太倒霉了，早知道会是这样的结果，之前我又何必付出呢？看来所有的努力都是没有意义的。"

此时"努力都是没有意义的"就是一种大错特错的信念，但情绪悲观的人却常常会信以为真，并会影响到之后的行为。

3.消极的反应出现……

在错误的信念影响下，你难免会做出一些消极的反应，比如你会从此一蹶不振，不再想办法努力改变现状，而这会让你变得越来越消沉。你可能会被各种负面情绪笼罩，并感到心理压力剧增，而这将影响到你的身心健康，会引起失眠、食欲不振、乏力等多种问题。

4.勇敢地与悲观的自己辩论

为了避免被悲观打垮，你应当主动与自己辩论，要果断驳斥自己脑海中那些负面、消极的信念，代之以正面、积极的观点。比如你可以自我驳斥道："谁说努力是没有意义的？至少在这次与客户打交道的过程中，我的认真和敬业已经给他留下了深刻的印象，而且我已经发现了自己身上存在的不足，下次我会注意改善，争取能够让客户接受我。"

5.激发乐观情绪

经过反驳的步骤后，你已经尽可能地驱走了负面情绪和想法，头脑也恢复了清醒。你可以逐渐摆脱对自己的怀疑，然后用乐观的态度去看待整件事情，继而找到一些能够改变现状的好办法。

在塞利格曼看来，所谓的悲观和乐观很多时候并不是天生的，而是后天的"习惯"，它们就像是技能一样，是可以通过不断的训练获得的。

所以你一定要对自己有信心，要坚持使用 ABCDE 乐观训练法逐渐"习得"乐观，之后便可以坦然地面对不如意，更可让自己沉浸在快乐的情绪中，找回属于自己的快乐睡眠。

? 小测试：你的情绪是否"过火"了？

以下这些描述，你觉得哪些符合自己目前的情况？请根据实际情况做出选择：

1.你不会发泄自己的情绪。

A.经常如此　　　B.有时如此　　　C.很少如此　　　D.从未如此

2.你担心发泄愤怒情绪会引起他人的不满或仇恨。

A.经常如此　　　B.有时如此　　　C.很少如此　　　D.从未如此

3.在和朋友相处时，你即使受到冒犯也不会表达自己的不满，因为你不希望失去朋友。

A.经常如此　　　B.有时如此　　　C.很少如此　　　D.从未如此

4.你宁愿把情绪埋藏在自己心中，也不会向他人倾诉。

A.经常如此　　　B.有时如此　　　C.很少如此　　　D.从未如此

5.感觉自己情绪不佳时，你会尽量掩饰，避免让自己"出丑"。

A.经常如此　　　B.有时如此　　　C.很少如此　　　D.从未如此

6.你会为一点小事感到烦恼，并会影响到自己的睡眠。

A.经常如此　　　B.有时如此　　　C.很少如此　　　D.从未如此

7.你感到不高兴、不愉快，做什么事情都提不起劲来。

A.经常如此　　　B.有时如此　　　C.很少如此　　　D.从未如此

8.周围的一切都让你感到很没意思。

A.经常如此　　　B.有时如此　　　C.很少如此　　　D.从未如此

9.你晚上睡眠的时间比往常少多了。

A.经常如此　　　B.有时如此　　　C.很少如此　　　D.从未如此

10.季节气候的变化会影响到你的情绪。

A.经常如此　　　B.有时如此　　　C.很少如此　　　D.从未如此

评分标准：

以上各种说法选A得4分，选B得2分，选C得1分，选D不得分。

请将得分加总后进行判断：

1.总分0~9分：你对情绪的控制能力较好，睡眠质量未受影响，可以继续保持。

2.总分10~16分：你对情绪的控制能力一般，能够应付一般的生活考验，睡眠质量没有受到明显影响，但仍需要进行自我心理锻炼，以提升情绪控制能力。

3.总分17~24分：你对情绪的控制能力较差，心情很容易受到外界的影响，情绪容易波动，对身心健康和睡眠质量造成了一定影响，需要进行自我心理调治，以控制好自己的情绪。

4.总分25分及以上：你在情绪的操控和发泄方面存在严重的不足，不能较好地处理和表达自己的情绪。蓄积已久的不良情绪已经给你的身心健康和睡眠质量造成了负面影响，需要及时采取措施进行改善，必要时应向心理医生求助。

本测试为方便大家更快速地了解自己的身体状况，结果仅供参考。

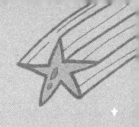

第六章

自我疗愈，解除困扰你的睡眠障碍

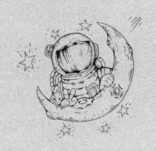

放松肌肉练习：让紧绷和压力离开你的身体

对于失眠者来说，放松肌肉练习是一种简单又有效的自我疗法。按照心理学的理论假设：一个人的心理反应会体现在情绪和躯体两方面，如果我们改变躯体的反应，就能让情绪也受到相应影响。

比如失眠者常有情绪焦虑、紧张的问题，身体也常会处于紧张、紧绷状态，所以你在进行情绪调适的同时，可以配合进行肌肉放松练习，这样能够使身体的紧张感消失，可以间接实现安抚心灵、缓和情绪、改善睡眠的目的。

欧春生在某小区担任物业经理，他每天都要面对众多业主，需要处理好各种琐碎的事情，工作压力极大。

时间长了，欧春生出现了严重的焦虑、紧张情绪，晚上入睡越来越困难，有时躺在床上，脑海中却会浮现出白天工作时遇到的不愉快的事情，让他感到十分烦恼。

因为担心迟到，他会上好闹钟，可最近这段日子，往往闹钟还没有响，他却已经醒来了。当他睁开双眼后，一想到又要面对让他头痛的工作，就会烦躁不已，有时他甚至会有不想去上班的冲动。

慢慢地，欧春生的睡眠问题越来越严重，身体也总觉得不舒服，常常感到背部疼痛、四肢肌肉僵硬。在这种情况下，他选择了接受专业心理医生的帮助。

医生了解了欧春生的情况，知道他肝不好，决定不采用药物治疗，改为进行肌肉放松练习。

医生先是手把手地教欧春生学习肌肉放松训练的每一个动作，待他熟练掌握后，便要求他自行练习，并让他一定要持之以恒，每天坚持练习3次。

回到家后，欧春生严格按照医生的要求，认真地进行肌肉放松训练。其间一度看不到什么明显的进展，但欧春生还是坚持了下来。

3个月过去了，欧春生终于发现了肌肉放松练习的好处，他因工作压力产生的负面情绪正在逐渐消失，晚上入睡也越来越容易。最让他惊喜的是，他的背部疼痛大为减轻，以前曾经困扰他的肩周炎、头痛等也有明显好转。

欧春生接受的肌肉放松练习就是一种良好的放松办法。这种练习最早是由美国生理学家埃德蒙·雅各布森在20世纪30年代创立的，之后很快就被美国的众多医学家、心理学家所接受，成了一种行之有效的治疗方法。

它的具体做法是通过全身主要肌肉反复收缩和放松，让你体验到从紧张到松弛的感官变化，进而放松你的肌肉组织，让你的身体感觉更加舒适，心情也更加放松。经常练习，困扰你的失眠、焦虑、头痛等问题会得到缓解。

在平时自我练习的时候，你可以按照如下步骤进行。

1.做好准备工作

在进行肌肉放松练习之前，你应当找一个安静、舒适、无干扰的环境，再穿上宽松、透气的衣服，以舒适的姿势坐好。

之后，你可以调整心情、放慢呼吸，尽可能地让自己处于放松状态，才能为接下来的练习做好准备。

2.开始依次绷紧—放松身体各部分的肌肉

在正式练习时，你可以按照手掌—前臂—上臂—肩部—颈部—头部—眼睛—面部—胸部—背部—腹部—臀部—大腿—小腿—脚这样的顺序进行。

比如在针对手部肌肉练习时，你可以伸出双臂，用力握紧拳头，保持10秒，以充分体验双手肌肉紧绷的感觉。

之后你要松开拳头，尽量放松双手，同时要用心体验双手的感觉（轻松感、压力消除感），保持5秒。

然后再做一次双手的绷紧—放松练习，做完后稍微休息一下，再开始针对双臂肌肉进行练习……

3.做好结束动作

完成上述练习后，你还不能急着休息。你可以保持之前的坐姿，从上到下感受自己身上的肌群，尽量让每一组肌肉都处于放松状态。

如此保持10秒后，你可以起身稍事活动，此时你应当有一种舒适、放松的感觉，身体各部位都没有紧绷感、疼痛感，这样才算是将练习做到位了。

如果你是初学者，对于练习的步骤还不太熟悉，你可以接受心理医生的辅导，待掌握了基本程序之后，再对照医生提供的练习音视频，按照提示语依次放松自己的肌肉，效果会更加理想。

这种放松肌肉练习每天可以做1~2次，如果没有身体不适，可以持续练习下去，最终便会取得良好的放松、助眠效果。

28岁的职员江达已经有1个多月没有好好睡过觉了，因为精神状态极差，他无法正常工作，只能请假在家休息。

可即便脱离了紧张的工作，他也没能找回良好的睡眠。每天晚上，他都在床上翻来覆去，就是无法入睡，偶尔睡着后也会马上被惊醒，这让他感到十分痛苦。

除了睡不着外，他还感觉头皮紧绷、胸闷、呼吸困难、全身乏力，躺在床上的时候，总觉得后脑、背部僵硬难忍，仿佛是睡在了硬邦邦的砖头上。有时他又会有喉头阻塞的感觉，胃部还会不时发热、胀痛，并有呕吐感。

在家人的催促下，江达到医院做了很多检查，没有发现器质性疾病。他又到精神科开了一些治疗焦虑的药物，但服药半个月后身体症状和睡眠质量都没有改善，他也比较担心药物会有副作用，就自行停药，没有继续服用。

后来，江达尝试向睡眠科的专业医生寻求帮助，医生了解了他的病情后，决定先从缓解身体症状入手治疗。

最初，医生考虑让江达用深呼吸的方法来帮助放松身体，减慢心跳和呼吸，缓解头皮紧绷、胸闷等症状，然而江达实在是太焦虑了，没有办法集中注意力于呼吸上。

于是医生立刻让他改用肌肉放松的方法：从头部向下，将每一处肌肉用力收缩，再进行放松。经过这样的练习后，江达确实感觉全身变得轻快了一些。

从这天起，江达按照医生的嘱咐，每天先进行两次肌肉放松练习，同时严格按照医生安排的作息入睡和起床，白天不会再懒洋洋地赖在床上，而是会增加活动量，经常外出锻炼身体。

经过一段时间的自我心理调治后，江达的睡眠得到了很大改善，入睡不再困难，有的时候上床不久就能入睡，睡眠也比较沉，可以一直睡到第二天早上7点……

正念冥想：摆脱失眠带来的痛苦和恐慌

对于失眠者来说，正念冥想也是一种颇为有效的自我调节方法。而**正念冥想就是以正念为基础的缓解压力、调适心理的方法，它已经得到了全世界众多心理学家及其他专业人士的认可。**

美国加州大学戴维斯分校的一位教授曾经做过这样一个实验：他从众多的志愿者中随机挑选了30人，这些人的年龄、性格、经历各异，但都有一个共同点，就是经常被睡眠质量不佳的问题所困扰。

教授将这些人带到了位于科罗拉多州的一个冥想中心，这里风景优美、环境清幽，是最适合正念冥想的地方。

教授将正念冥想的技巧教给了这些人，并安排他们每天定时进行一段时间的冥想。在冥想结束后，教授会给他们安排一些测试，以检验他们的睡眠质量变化情况。

最初，因为没有掌握正念冥想的窍门，这些人进入"状态"非常困难，但随着训练次数的增加，他们逐渐适应了冥想，坚持的时间也从几分钟开始慢慢延长……

6周后，教授对他们进行了综合测试，发现他们的睡眠质量比起过去来说已经有了很大提升，失眠症状明显减轻，睡醒后也不会再像过去那样感觉精神疲惫，之前因为失眠而产生的痛苦和恐慌情绪也逐渐消失。

上述这个实验向我们证实了正念冥想在改善失眠方面确实有独到的作用。正念减压疗法的创始人乔·卡巴金博士也指出：**"那些被生活压力压得喘不过气来，不知道如何放松的人，以及长期与失眠、病痛、抑郁缠斗，感到身心俱疲的人，都是最需要正念疗法的。"**卡巴金博士曾为麻省大学医学院开设过减压诊所，采用正念冥想的方法帮助过很多被失眠和其他疾病困扰的病人。

那么，正念冥想为什么能够具有如此神奇的效果呢？这是因为冥想时你的思维会专注于当下，而不会对自己的体验进行任何评判，这会让你**长时间处于紧张状态的大脑能够获得片刻的休息**；而你的注意力将完全集中于眼前的事情上，所以不会因为对未来的恐惧而产生焦虑感。

另外，在进行正念冥想的时候，你也不用强求自己回避头脑中的负面思想，而是要**在觉知到这些想法的那一刻，让自己放轻松，然后尽量用关心和充满同情的态度来看待它们**。这样你的情绪就能够得到改善，不会被烦恼分心。

所以，当你陷入了失眠带来的痛苦和恐慌时，就可以尝试进行正念冥想训练，它可以帮你找回心灵平静祥和的状态，也能助你获得良好的睡眠。

你不需要准备什么特别的工具，只要注意以下细节，就能让正念冥想达到比较理想的效果。

1.选择适合正念冥想的时间

正念冥想应当选择在你的心情比较平静，生理状态也比较稳定的时候进行，心理专家推荐的练习时间有：

（1）每天临睡前的15~20分钟。此时冥想能够消除一天积累的疲劳，还有助于提升睡眠质量。

（2）清晨早起到吃早饭之间的那段时间。此时冥想能够让头脑变得更加清晰，使一天的工作、学习状态得以提高。

（3）吃完午饭半小时后。此时冥想可恢复精力，有时甚至比午睡更能达到放松的效果。

需要特别注意的是，如果你刚刚进行过剧烈运动，身体正在大量出汗，呼吸也非常急促，或是刚刚遇到了一些让你气愤、紧张、痛苦的事情，都不应当进行正念冥想。

2.准备适合正念冥想的环境

准备一个安静、无干扰的环境，可以让正念冥想达到事半功倍的效果。比如，你可以在夜深人静的时候在卧室中冥想。准备开始前，你可以点亮一盏光线柔和的夜灯，或是点一支蜡烛，并将你的手机放到卧室外，以避免打搅。

你还应当告诉家人："我准备开始正念冥想，请给我20分钟的独处时间。"然后你可以找一个舒服的地方**以瑜伽坐姿坐好**（简易坐姿或雷电坐姿），同时挺直你的后背，放松你的身体，保持均匀的腹式呼吸，之后就可以开始冥想了。

3.采用正确的正念冥想方法

在冥想时，你可以闭上眼睛，将注意力先集中于自己的呼吸上，感受气流从鼻腔进入体内，感觉到腹壁吸气时会隆起、呼气时会下陷。

在进行了这样的**"觉知呼吸"**后，你可以将注意力转移到自己的身体，比如可以将注意力集中于腹部，去细细体会呼吸给腹部带来的感觉。

接下来你可以将注意力转移到其他部位，这也被称为**"身体扫描"**（可以躺在床上进行这种练习，有时在不知不觉中，你就会进入梦乡），你可以想象自己的注意力像一束光线一般，依次扫过身体的每一个部位，从上到下、从外到里……

你需要将自己的感觉、思想集中于"当下"的那个部位，但又**不要刻意地去控制自己的思维**，而是要让感觉、思维自由地发生，再静静地观察并接纳它们。

如果你是第一次开始练习，可能很容易发生思维不稳的情况，对此你不必感到沮丧，你可以尝试用数数的办法帮自己平静，比如从1慢慢地数到100，然后再返回1，如此反复循环，以帮助自己慢慢冷静并恢复到当下。

需要提醒的是，**进行正念冥想的时候千万不可过于心急，不要**

强求必须在最短的时间内进入"状态"，那样反而会让自己不能集中意识。

你要遵从心灵的引导，缓慢地收束自己的思绪、注意力，平复自己的心情，直到进入浑然忘我的境地。

专注于呼吸：让你的身体和精神都放松下来

在上一节谈到正念疗法的练习时，我们提到了"觉知呼吸"，也就是要专注于你的呼吸，这样可以减少杂念、放松身心，对改善睡眠是很有帮助的。

除了正念疗法外，在平时也可以通过正确的呼吸来调理睡眠。根据科学家的统计，普通人一天大约会呼吸2万次，通过呼吸，身体能够获得充足的氧气，并可排出多余的二氧化碳。不仅如此，呼吸的深度、频率还能向身体发出"信号"，而这将会影响到你的情绪和压力水平，并会间接影响你的睡眠。

美国哈佛大学的安德鲁·韦尔博士非常重视呼吸对于睡眠的影响。他曾经花费大量时间研究适合睡眠的呼吸法，最终成功创制出一种"4-7-8呼吸法"。

在每晚临睡前，韦尔博士会躺在床上，闭上眼睛，张大嘴巴呼气，同时发出"呼"的声音；然后闭上嘴巴，用舌尖抵住上颚，只用鼻子轻轻吸气，并在心里默数4秒。

之后他会屏住呼吸，坚持7秒，然后用嘴深呼气，再次发出"呼"的声音，坚持8秒后，再一次吸气。

他发现自己连续做3次这套"4-7-8"呼吸动作后，会产生困倦感，入睡也会变得更加容易。按照这样的方法，他练习了6~8个星期后，已经能够实现在60秒内入睡。

韦尔博士的这套"4-7-8呼吸法"，可以通过重复的呼吸动作和深吸气，增加氧气吸入量，并可放慢呼吸节律，让身体放松，还可使神经中枢慢慢解除紧张状态，因而能够起到安神助眠的效果。

不过这套呼吸法对于初学者来说有一定难度，所以想要练习的话，最好请专业医师进行指导，待熟练后再自行练习。

另外需要指出的是，在练习这套呼吸法时，不要过于用力地吸气、憋气，而是应当顺其自然，保持柔和、深长的呼吸，这一点对于体虚肺弱的人尤为重要，否则憋气时间过长，可能会引起头晕。

此外，在呼吸读秒时也不要将注意力全部集中在数数上，否则可能会让自己更加紧张，反而不利于入睡。

除了4-7-8呼吸法外，还有哪些调适呼吸的办法有改善睡眠的作用呢？

1.腹式呼吸法

我们平常在呼吸时大多采用胸式呼吸——呼吸时肋骨上下运动、胸部微微扩张，氧气不能被充分地输送到身体各个部位；为了提升呼吸效率，改善心肺功能，我们应当增加腹式呼吸的练习，它可以让横膈膜上下移动，能够进行深度呼吸，可以排出较多的二氧化碳，还能够放松神经，起到安神、助眠、益智的功效，经常练习，出现失眠的情况会有所减少。

在练习腹式呼吸时，你可以仰卧，也可以端坐。为了体验横膈膜移动的感觉，你可以把一只手掌放在腹部肚脐处，然后放松全身，先保持自然的呼吸，再用鼻子深吸气，同时尽量向外扩张腹部，使腹部微微鼓起，但胸部则保持不动。

接下来屏息1秒，再用口深呼气，此时腹部自然凹陷，胸部仍然保持不动，要尽量向内收缩腹部，以便将所有的废气排出体外。之后再屏息1秒，开始新一轮的吸气。

练习时要注意保持深长而缓慢的呼吸频率，一呼一吸时间在15秒左右，但不要过于刻意，以免引发头晕。

最初练习的时候，你可能会觉得不习惯，但随着时间的推移，你会发现腹式呼吸变得越来越自然和容易，而且它能够帮你消除紧张、焦虑等负面情绪，并可让你在晚上睡得更加香甜。

2.慢呼吸法

慢呼吸法，顾名思义，就是有意识地放慢呼吸的频率，比如平时呼吸一次约用时3.3秒，那么在放慢之后，呼吸一次可以延长到6.4秒，但同样要注意不能刻意憋气，应注意保持呼吸的深长、均匀、细微。

在呼吸放慢后，你更容易放松、平静，这样的状态也更适合进入睡眠。

3.左右鼻孔交替呼吸法

瑜伽专业人士认为左右两个鼻孔在呼吸时的分工有所不同：左鼻孔呼吸能使人舒缓镇定，右鼻孔呼吸能使人积极活跃。所以你可以通过有意识地交替鼻孔呼吸来调节心理、情绪，营造健康和谐的感觉。比如在精神萎靡、大脑疲惫的时候，可以进行5分钟的左右鼻孔交替呼吸，这能够提升大脑活力。而在睡前，你也可以进行这样的练习，有助于平静内心、整合消极情绪和压力，并可促进安睡。

练习的时候可以取坐姿，保持上身正直，接着用右手拇指压住右鼻孔，用左鼻孔慢慢吸气。持续几秒钟后，用无名指或小拇指压住左鼻孔、放开右鼻孔，再用右鼻孔慢慢地呼气。

如此持续左鼻孔吸气，右鼻孔呼气3分钟后，吸气、屏息，放松。再用右鼻孔吸气，左鼻孔呼气，持续3分钟。

上述这几种呼吸训练方法非常简单，用时不长，每次练习只需要几分钟时间，而且练习时不需准备特殊的场地和器材。你可以在睡前穿上宽松舒适的睡衣，坐着或躺着练习。不知不觉中，呼吸训练就可帮你沉淀心情、减少压力、稳定情绪，助你提升睡眠品质。

森田疗法：打破失眠的精神交互作用

对于因心理因素导致失眠的人来说，采用"森田疗法"进行自我疗愈常常能够达到比较理想的效果。

森田疗法是由日本东京慈惠会医科大学的森田正马教授于1920年创立的，是一种以"顺其自然，为所当为"为核心理念的心理治疗方法。所谓"顺其自然"，就是对自己的情感活动、情绪变化顺其自然，对各种想法和观念自然接受，对自己身上的各种身心症状坦然面对；至于"为所当为"指的是平静面对现实，做自己想要做的事情，对自身行为保持接纳的态度。

对于失眠者来说，森田疗法能够提升自身适应能力，可减轻对失眠的抵抗、逃避、评价和恐惧心理，因而有助于提升睡眠质量，更可减少直至摆脱失眠的困扰。

郑晶晶本是一名中学语文教师，在某重点中学工作，因表现突出，深受校领导和同事的好评。

几年后，追求上进的郑晶晶打算考研，可拿起了考研教材，才发现难度太大。不肯服输的她不愿意就这样放弃，于是强逼着自己只要一有空闲时间就抓紧学习，但一段时间过去后，她的复习效果却很不理想。

不知不觉，郑晶晶开始失眠了，在很多个夜晚，她的大脑中都盘旋着那些难题，怎么都睡不着。晚上睡不好，白天就会感觉疲乏无力、精神不振。又过了一段时间，她发现自己已经无法正常复习了，只要一拿起教材就会觉得头晕、头疼，后脑还会有僵硬、麻木感。

她只好停止了复习，但病情还是不断加重。失眠没有得到改善，平时的精神状态也越来越差，而这直接影响到她的工作。

郑晶晶对此十分苦恼，为了摆脱失眠，她平时已经不敢多用脑，有时甚至连电视都不敢多看。她的家人也很担心她的情况，不让她做一点家务，也不让她操一点心，生怕她会在用脑后过度兴奋，影响睡眠。

可就是这样，郑晶晶还是没办法睡个好觉。无奈之下，她来到了医院的心理科，向医生倾诉了自己的烦恼。结合她的病情，医生认为治疗的重点应是缓解她对失眠的焦虑和恐惧情绪，于是医生采用了以森田疗法为主，结合放松疗法、认知行为疗法、精神分析等的综合心理治疗方法，历时3个月时间，终于让她不再害怕失眠，睡眠质量也有了很大提升。

森田疗法之所以能够发挥如此显著的作用，是因为它能够打破"精神交互作用"。所谓"精神交互"，说的是当你非常在意一件事情的时候，你对它就会特别敏感，有时甚至会放大这件事的效果。比如有神经性头痛问题的人，会因为头部有一些异常感觉，就马上想到自己的头痛是不是又发作了，继而就会真的觉得头痛难忍。

很多为失眠而焦虑、恐惧的人其实也是如此，他们总是特别在意自己的睡眠问题，因而会对失眠过分敏感，导致"感受与注意的交互作用"频繁发生，失眠的问题也会越来越严重。

而森田疗法会用"顺其自然，为所当为"来打破这种精神交互作用，让你不必去理睬"失眠"这件事情，也不要关注因失眠引发的负面情绪和身心症状，而是要专注于自己的目的，去做你应该做的事情。

那么，我们该如何应用森田疗法来调理失眠呢？

1.要采取"顺其自然"的态度看待失眠

我们必须始终明确一点：睡眠不是自己用意志能够控制得了的事情，有时我们越是想掌控自己的睡眠，就越容易出现急躁、烦恼的情绪，结果就会让失眠问题愈演愈烈。

因此，我们要接受森田教授的"顺其自然"说，即睡眠—觉醒是自然规律，就像人饿了要吃饭，渴了要喝水，只要困了也就能够自然入睡。

所以我们不要把失眠当回事，不要去理会它，也不要过于看重它，而是要坦然接受"睡不着"这件事情。

如果确实没有睡意，不妨起床做一些自己喜欢的事情，如听音乐、阅读书籍、整理房间等，等到睡意自然降临时，就能够顺利入睡了。

2.要用"为所当为"的态度对待生活

在正确看待失眠的同时，失眠者可以依循自己的意愿，去做自己想做的事情，这可以让失眠者将注意力从"失眠"投向更加丰富多彩的外部世界。

比如郑晶晶在接受治疗时，医生安排了15天的绝对卧床期（要求停止服用安眠药、抗焦虑剂等，除进食、排便外几乎绝对卧床），直到她认为自己能够起床做些力所能及的事情，才安排起床。此后卧床时间被限制在8~9个小时，白天则应到户外接触新鲜空气和阳光。

之后郑晶晶仍然对失眠存在恐惧和焦虑情绪，还自感体力不佳，稍微做些体力活就会觉得累。医生对她进行了引导，让她逐渐认识到这些都是自己体会出来的感觉，并没有器质性的病变，从而鼓励她提升活动量，并要主动寻找身边可做的事情。

此后，郑晶晶逐渐习惯了不再关注失眠，也不会反复诉说失眠带来的痛苦，她开始试着读书、写日记，做一些自己以前想做却没有时间和精力去做的事情，而这正符合"为所当为"的森田疗法理念。

如果你也像郑晶晶一样在失眠的同时伴有焦虑、恐惧及社会功能明显受损的情况，同时又有强烈的治疗欲望，就可以试着采用森田疗法，把你的注意力放在确定的目标如工作目标、学习计划、兴趣爱好上，然后努力做你应该做的事，就能够逐渐产生"顺其自然"的态度，有助于弱化失眠带来的痛苦。

布钦疗法：条件性失眠者的自我调治

对于"条件性失眠者"来说，布钦疗法是一种非常有效的自我调治方法。

所谓"条件性失眠"，指的是一些长期失眠的人，已经形成了一种消极的"条件反射"，只要一进入卧室或是一看到床铺，就会产生沮丧、焦虑的心情，无法安然入睡。有趣的是，这些人在其他地方往往会比在卧室更容易入睡，睡眠质量也更好。

26岁的高斌是一名互联网从业者，每天工作压力很大，下班时总觉得十分疲惫。有时他坐在回家的地铁、公交上，都能不知不觉地睡着。

到家以后，他会先坐在沙发上休息一会儿，可是还不到10分钟，他就会靠着沙发扶手睡着。

好不容易熬到父母做好晚饭，他草草吃了饭，又处理了一些个人事务，就想早点上床睡觉。谁知上床以后，他却忽然没有睡意了，迷迷糊糊的头脑也变得非常清醒。

这种情况频繁出现，让高斌感到非常苦恼。为了能够睡着，他采用过很多办法。他听人说"数羊"能够消除失眠，可他一直数到几百只羊，却还是没有丝毫睡意。

后来他又试过喝牛奶和红酒助眠，也都没有什么明显的效果。他只能睁着眼睛躺在床上，任时间一分一秒过去，心情十分沮丧……

高斌遇到的这种情况，其实就是"条件性失眠"，他在地铁、公交等嘈杂的场所能入睡，却在自己的卧室里失眠，就是因为他在心理上将卧室、床铺、枕头等特定条件与"睡不着"的现实和沮丧情绪联系在了一起。

针对这类"条件性失眠"，美国西北大学的理查德·布钦博士发明了一种类似建立"条件反射"的失眠控制疗法，可以帮你改变对床铺和卧室的感觉，使你能够养成快速入睡的习惯。

布钦疗法在实际应用中应当注意以下几点。

1.有困意的时候再上床睡觉

条件性失眠者常常会有一上床就失去困意的情况，这时候就不必勉强入睡，否则越是强迫自己睡眠，就越容易失眠，并会因此滋生沮丧情绪。所以布钦博士建议失眠者一定要等到自己非常困的时候再上床睡觉，这样入睡会容易一些。

如果你已经躺在床上，过了至少30分钟后，还是无法入睡，你可以起床到另一个房间去稍事活动，等到困意浓重时再回到床上睡觉。倘若还是不能入睡，你可以重复上述步骤，这样才能逐渐将"疲乏""困顿"的感受和卧室、床铺自然地联系在一起，有助于减轻或消除"失眠""沮丧"和床的联系。

2.明确床铺的用途

生活中有一些人不光会把床铺当成睡眠场所，还会在床上躺着看书、玩手机、看电视，这样会模糊卧室与其他生活场所的界限，也不利于建立正确的睡眠习惯。

布钦博士要求这类人必须明确床铺的用途：床只能用来睡觉，不能用来做其他事情。这样时间长了，你才能够建立起正确的条件反射——看到床就会自然产生出困意。

3.每天准时起床

如果你有夜间失眠、起床困难的问题，也要注意训练自己养成"准时起床"的好习惯。你可以在睡觉前上好闹钟，不管自己晚上多晚睡着，在闹钟响后，都要让自己准时起床，这样才能帮助自己建立起规律的睡眠—觉醒节律。

4.白天尽量不要入睡

条件性失眠者白天很容易出现犯困、打盹的情况，如果此时睡着，就会因为白天睡眠过多而加重晚上的失眠问题。所以这类失眠者要注意减少白天的睡眠时间，如果感觉困倦，就要做一些能够转移注意力的事情，让自己恢复清醒。

需要注意的是，应用布钦疗法治疗失眠并不能起到立竿见影的效果，通常需要坚持2~3周的时间，才能改变你对床铺和卧室的固有感觉，使你能够适应新的睡眠节奏。所以你一定要有坚持到底的精神，不要中途放弃，才能让布钦疗法发挥出应有的效果。

音乐疗法：让你的心沉静下来

音乐不仅能给人们带来巨大的精神享受，还能调节人体身心状态，有助于消除压力、改善情绪，并可提升失眠患者的睡眠质量。

现在国内的一些医院已经开设了音乐治疗室，治疗师会根据失眠者的具体症状选择"音乐处方"，让失眠者尝试倾听不同频率和强度的乐曲。在接受系统的音乐治疗后，失眠者的睡眠时间得到了延长，睡眠效率也有所提高。

23岁的自媒体从业者乐语平时睡眠状况较差，由于经常要加班赶稿，她的入睡时间较晚，常常在深夜1~2点才能上床。尽管此时她已经觉得非常疲惫，却还是要到20分钟以后才能睡着。而且她还有睡眠过量的问题，睡眠时长有时会超过10个小时，其中深度睡眠时长超过5个小时，睡醒后仍然会有一定的疲惫感。

为了提升睡眠质量，乐语来到当地一家大医院的音乐治疗室就诊，治疗师根据她的病情，给她制定了一套音乐治疗的方案：让她在进餐到餐后1个小时内倾听《春江花月夜》《秋湖月夜》《月光奏鸣曲》等风格悠扬沉静的乐曲。这些音乐能够起到稳定心理、调节情绪的作用，对于改善睡眠很有帮助。另外，医生还叮嘱乐语调整作息时间，不要太晚入睡。

乐语接受了2个多月的音乐疗法后，睡眠质量确实大有提升。她会在零点前上床睡觉，大概在10分钟后就能够睡着，睡眠时长缩短为8小时50分钟，深度睡眠时长为4小时，醒来后疲劳感基本消除，身心比较舒畅。

如果你像乐语一样，有睡不着、睡不熟、睡不够的问题，就不妨来尝试一下音乐疗法。在倾听美好的乐曲时，**有规律的声音频率变化将作用于你的大脑皮质，并会影响激素分泌、血液循环和新陈代谢，从而改善你的情绪体验和身心感受**，使你能够顺利地进入适于睡眠的状态。

你可以到医院的音乐治疗室接受治疗师的专业指导，通过系统的音乐治疗来改善失眠，调节情绪；你也可以在家中营造适合听音乐的环境，进行音乐的自我调养。

不过，你需要做好以下几点，才能让音乐疗法发挥良好的效果。

1.要选择最适合自己的音乐

在接受音乐疗法时，除了要**选择曲调柔和、节奏舒缓、频率适宜的乐曲**外，还要注意选择自己喜爱的、比较熟悉的乐曲，这样在倾听时才更容易放松神经，并能够获得一种安全感。

另外，你还可以**结合自己当前的情绪状态来选择音乐**。比如心情压抑、沮丧，夜晚难以入睡时，可以选择倾听一些曲调比较欢快的乐曲，如《百鸟朝凤》《春之声圆舞曲》等；若是心情烦躁、焦虑，夜晚容易失眠、早醒，可以选择倾听一些有镇静安神作用的乐曲，如《春江花月夜》《平湖秋月》《春思》《烛影摇红》《幻想曲》等。

当然，要是选好的曲目听起来不舒服，你也可以立即调整为其他曲目，千万不要强迫自己倾听不喜欢的乐曲。你还可以从网络上收集一些来自大自然的声音资源，如山间清泉流淌的声音、小雨淅沥的声音、森林群鸟啼鸣的声音等。在睡前倾听这种声音，会给心灵带来一种宁静、舒畅、安适的感觉，**也会让大脑皮层从兴奋状态逐渐进入抑制状态**，可以达到催眠的效果。

2.要注意控制时间和音量

音乐疗法可以在医生建议的时间进行，也可以在睡前2~3小时内进行，每次时间不宜过长，最好不要超过60分钟，也不要反复循环播放同一首曲目，以免引起心情烦躁。

另外，播放音乐时音量不宜过大，要以个人听觉感觉舒适为度。在倾听过程中，则要保持全身心投入，要尽量赶走脑海中杂乱的思绪，然后将注意力集中在音乐本身，以获得心灵的释放和解脱。

3.注意配合适当的呼吸方式和放松技术

为了获得更好的助眠效果，在倾听音乐的同时，你还可以**练习均匀、缓慢的腹式呼吸，**同时可以**配合肌肉收缩—放松的锻炼。**比如吸气时可以慢慢地收缩肌肉、握紧拳头、收紧双臂、蹬直双腿，而在呼气时则可以慢慢地放松身体各部位。

在倾听音乐的过程中，你可以连续做几组这样的练习，这会让你获得更好的放松效果，也会让你的心真正地沉静下来，之后你就会发现困扰你的失眠问题得到了一定的缓解。

芳香疗法：在迷人的香氛中找回睡眠

在应用音乐疗法的同时，我们还可以适当采用芳香疗法来辅助调理睡眠。

很多人可能对芳香疗法的疗效持怀疑态度，可事实上，这种疗法是人类历史上最古老的治病方法之一，也是一种独具特色的自然疗法。古代希腊人很早就已发现某些花的气味能够让人放松，并有助眠作用。

我国传统中医对芳香疗法也非常重视，现存最早的中药学著作《神农本草经》已有相关记载："香者，气之正，正气盛则除邪辟秽也。"这说明古代医学家已经发现香料的香气可以鼓舞人体的正气，消除秽气，达到保健治疗的目的。古人还会将芳香的药材、香料如苏叶、佩兰、藿香、沉香、檀香等制成药枕，睡眠时枕着芳香药枕，香气散发于头部周围，既能够促进安睡，又有养生保健的功效。

现代医学也已经证实香气对于促进睡眠很有帮助。这是因为香气与人鼻腔内的嗅觉细胞接触后，嗅觉神经的末梢感受器就会产生兴奋，这种兴奋传导到大脑皮质，会令人产生愉悦的感觉，有助于改善焦虑或抑郁等负面情绪，还能使紧张的神经变得松弛，入睡便会更加容易。

37岁的何宇在某公司担任要职，他对待工作认真负责，深得领导的器重。半年前，何宇因表现出色再次获得晋升，可是越到高位，他就越觉得紧张焦虑，生怕自己会出现失误。

不久，何宇开始失眠，晚上躺在床上，脑海中总是不受控制地出现工作中遇到的难题，让他不胜其烦。

而且他睡觉越来越"轻"，稍有一点响动就会被惊醒。为了让他睡好，妻子不得不搬到了另一个卧室，可何宇的睡眠质量却没有得到明显改善。

不久，在朋友的介绍下，何宇来到了当地有名的芳香疗法工作室，向治疗师倾诉了自己的烦恼。

治疗师为他设计了这样的治疗方案：在上下班途中，将2滴佛手柑精油滴在轿车的出风口上；晚上睡觉前，将4滴佛手柑精油滴在香薰灯中；每周做一次佛手柑精油按摩……

何宇每天沐浴在佛手柑的清香中，感到非常放松、愉悦，烦恼、紧张的情绪有所减轻。慢慢地，他发现自己晚上入睡没有之前那么困难了……

芳香治疗师采用佛手柑精油为何宇进行调理，是因为佛手柑味道清新，有安抚精神、放松的功效，在使用后能够减轻焦虑、沮丧情绪，也能够抚平紧张感，因而能够改善何宇的身心状态，有助于减轻失眠问题。

在你为失眠烦恼的时候，也不妨尝试一下这种芳香疗法。常用的"芳疗"在操作时非常简便，你可以选用最适合自己的精油，通过嗅闻、按摩、沐浴等方法，在迷人的香氛中找回一夜好眠。

那么，除了佛手柑精油外，还有哪些芳香精油有较好的助眠效果呢？

第一，薰衣草精油。有舒缓压力、放松神经的功效，可降低血压、改善心悸，并可改善失眠。

第二，苦橙叶精油。有放松、镇定的功效，能够帮助缓解失眠，并可减少焦虑、愤怒、恐慌等负面情绪。此外还有镇定神经系统的作用，可帮助失眠者调理呼吸、放松痉挛的肌肉。

第三，苹果精油。有清新和镇定功效，可防止精神焦躁不安或思考过度引起的注意力不集中问题，对抑郁情绪也有缓解功效，并可提振食欲、帮助入眠。

第四，橙花精油。有镇定、催眠功效，可以消除神经紧张，并可安抚因内分泌失调引发的沮丧、焦虑情绪。

第五，紫罗兰精油。有镇静的功效，可以改善失眠状况，并可平息焦虑、愤怒等负面情绪。

第六，洋甘菊精油。有很好的安抚效果，可疏解焦虑、紧张、愤怒、恐惧等负面情绪，并可让心灵恢复平静，对改善失眠很有帮助。

第七，依兰精油。有镇静、抗抑郁的作用，可缓解疲劳，促进情绪平衡，并可改善失眠、心悸。

第八，缬草精油。有放松神经、减压的功效，可消除疲劳，帮助安眠。

第九，檀香精油。有放松、镇静的功效，可缓解精神紧张，并可促进全身放松，有助于改善失眠。

我们可以根据自己的失眠症状，选择适合的精油，再配合正确的操作方法，可使睡眠质量得到不同程度的改善。

1.直接嗅闻法

晚上临睡前，可以把选好的精油滴1~3滴在手帕上，之后取坐姿或卧姿，让身体放松后，闭上眼睛，将手帕靠近鼻子；然后深吸气，慢慢感受精油的芬芳，再缓缓吐气，如此重复呼吸8~10次后，把手帕放在枕边，即可入睡。

2.蒸发嗅闻法

临睡前，可以在干净的脸盆中注入适量沸水（操作时需小心，防止烫伤），再滴入自选的精油1~3种，总量不超过6滴。精油会随着水蒸气挥发到空气中，你也可以对着脸盆深呼吸，直到香味慢慢消失。

3.精油沐浴法

你可以选用上述的2~3种精油，加入适量温水中，搅匀后全身浸浴10~15分钟。在平时做足浴的时候，你可以在足浴水中滴入4滴精油，有助于缓解疲劳、促进血液循环，还能放松身心，使你更好地入睡。

4.精油按摩法

你还可以在洗完澡后，趁着身体微湿的时候进行精油按摩。按摩时要注意不能让精油直接接触皮肤，否则容易造成过敏。

因此你可以将精油与基底油（甜杏仁油、特级精纯橄榄油等）按照一定比例（身体按摩的比例为5滴精油∶10毫升基底油；脸部按摩的比例为2~3滴精油∶10毫升基底油）混合后，再进行按摩。

需要提醒的是，按摩时力度不宜过大，可以用抚触、按压的办法来消除疲劳、放松身体、促进睡眠。切记不要采用较快的节奏、较重的力度来揉搓、拍打身体，否则会起到提振精神的作用，反而会加重失眠问题。

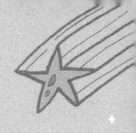

第七章

寻回正常的节律，养成好的睡眠习惯

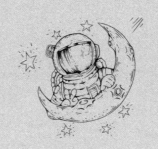

无形的生物钟：控制人类昼夜节律变化

我们每天都要借助钟表辨认时间、安排事务。可是在我们的身体内部，也有一种无形的"时钟"在悄然运行，我们虽然听不到它嘀嗒作响，却会时时刻刻受到它的影响：何时睡眠、何时清醒、何时进食都要归因于它的作用。

它，就是生物钟，也叫生理钟，实际上是生命活动的内在节律。在生物钟的影响下，我们才逐渐习惯了以24小时为周期的昼夜节律，并能够保持有规律的作息。

在北京的一所生物研究院工作的秦苗非常注意生物钟规律，尽管工作繁忙，她却一直努力保持规律的生活。

每天晚上，她会在10:30前上床睡觉，第二天早上6:30准时起床。因为长年养成了早早入睡的习惯，晚上一到10点左右她就会自然产生困意，上床后不久就能睡着，很少会发生睡不着、睡不好的情况。

白天她也保持着规律的进餐习惯，除了一日三餐之外，偶尔会吃点零食补充能量，但不会随意打乱进餐的时间。

秦苗的好朋友张楚却是一个不重视规律作息的人。张楚从事审计工作，每月月初工作很忙，也会经常加班，晚上经常在9点以后才能到家。

按说张楚应该抓紧时间处理好个人事务，然后早点上床睡觉，可他却觉得白天工作太紧张，需要玩会儿游戏"放松神经"。于是他拿起了手机，聚精会神地打起了游戏，一打就忘记了时间，有时要拖到半夜1点左右才能睡觉，早上7点又会被闹钟叫醒。

因为睡眠不足，他总是觉得没精神、容易疲倦。到了周末，他决定把之前缺少的睡眠补回来，便躺在床上蒙头大睡，一天要睡10个小时以上。可就是这样，他还是觉得没有休息好，头脑一直昏沉沉的……

秦苗按照生物钟规律安排睡眠和饮食，不但对身体健康有好处，还能让自己的心情更顺畅、头脑更活跃、精力更充沛；而张楚对生物钟规律的认识却很不够，他随意打乱昼夜节律，让身心感觉很不适应，时间长了，还会引发多种健康问题。

这两个截然不同的案例都在提醒我们一定要尊重人体生物钟，因为它是长久以来人类适应自然形成的一种机制，一方面体现了人与环境的互动，另一方面则体现了人体正常运转的内部协调机制，是保持生命健康的最基本的规律。我们想要改善失眠、提升睡眠质量，也应当从生物钟这个基本规律出发去进行调整，而不能像张楚一样随意违背规律。

那么，生物钟是如何指导昼夜节律的呢？科学家通过研究发现，哺乳动物的大脑中有一个生物钟"调节器"，位于下丘脑的视交叉上核（即SCN），它就像一个"指挥中心"，会根据自然界的昼夜周期，借助激素和神经信号调节我们的生理状态，使我们的睡眠模式、饮食行为、血压和体温变化等呈现出一定的节律性。

比如，视交叉上核接收到光照信息后，会通过神经联系传递"信号"，使松果体的活动受到抑制，能够诱导自然睡眠的激素褪黑素分泌大大降低，所以你会感觉清醒，缺少睡意；相反，夜间松果体会变得活跃，褪黑素分泌增强，在午夜零点时分泌量最高，所以你会在此时产生浓重的睡意。

具体来看，生物钟有以下四种功能。

1.时间提示功能

规律的生物钟能够提示你在一定时间应当做某件事。比如你已经养成了规律睡眠的时间，那么到了晚上该睡觉的时候，你会产生困意，这就是生物钟在提醒你按时入睡。

再如到了周末，你可能想睡个懒觉、起晚一些，可是到了平时起床的时间，你还是自然醒来了，这也是生物钟在发生作用，在提示你"起床的时间到了"。

为了让生物钟的时间提示功能更加准确，我们平时应当注意养成良好的作息习惯，要让生活变得更有规律，这样到了该做某事的时候，生物钟便会发出"信号"，使我们能够更加自如地应对生活。

2.事件提示功能

生物钟还有提示事件的功能，当你遇到某一事件时，大脑中立刻会呈现出相关的联想，使你想到另外的一个事件，这就是生物钟的事件提示功能，它会调用你大脑中相应的"忆块"，对你进行事件提示。

比如你走进卧室看到了舒服的床铺，生物钟会提示你"该睡觉了，躺在床上会很舒服"，这些与睡眠有关的联想能够促使睡意产生，使你能够更加顺利地入睡。

不过，也有一些"条件性失眠者"，看到卧室、床铺反而会联想到无法入睡的问题，此时就应当注意调整自己的生物钟，要明确床的用途，不要不分白天黑夜都靠在床上看书、玩手机。这样才能让生物钟更好地发挥提示睡眠的作用，有助于养成规律的作息。

3.状态维持功能

生物钟还有"状态维持"的功能，可以让我们集中注意力做完一件事情。比如学生上课的时候，生物钟可以让他们保持45分钟不分神、不打瞌睡的状态。

当然，这样的生物钟显然是经过日复一日地听讲才能形成的，所以，如果你也想让自己的注意力更持久，就可以进行每日注意力训练——让自己尽量在30~45分钟内心无旁骛地做一件事情。如此每天坚持，就能够让生物钟的状态维持功能得到增强，你的注意力也会得到很大提升。

4. 禁止功能

生物钟的"禁止功能"指的是在出现某种触发条件后，生物钟会提示你应当终止某种行为。比如不少人喜欢在晚上长时间观看小说或玩手机游戏，导致入睡时间后延，引发了入睡困难、睡眠质量差的问题。

此时就可以利用生物钟的"禁止"功能，以"熄灯"为触发条件：在临睡前关闭卧室的灯光，然后立刻放下手机、躺在床上、闭上双眼。如果你能够每天坚持这样的训练，时间长了，生物钟的"禁止"功能就会越来越强，届时在熄灯后，你就会自觉地停止其他活动，并能够从心理上做好睡眠的准备。

除了上述功能外，生物钟还有很多的奥秘，我们可以在日常生活中了解生物钟，再跟随生物钟的节奏，形成更为高效的睡眠。

生物钟紊乱：打破昼夜节律会引起失眠

生物钟对我们的影响是非常大的，人的一切生命活动，都是在生物钟的支配下进行的。按照生物钟节律安排规律有序的生活，生物钟就会保持正常运转，身心也可维持健康状态。

相反，若是不按照生物钟节律安排作息、饮食时间，就会造成生物钟紊乱，人的生活质量将会大受影响。时间长了，还容易引发严重失眠、神经紧张、焦虑、抑郁、胃病等不良后果。

徐佳怡是某公司销售部的员工，平时工作节奏非常紧张，下班后总有一种筋疲力尽的感觉。

为了让自己好好休息一下，徐佳怡请了年假。回到自己温暖的小家后，她感觉紧绷的神经终于松弛下来了，心情也变得无比轻松。

她开心地给自己安排了"放松计划"，其中包括逛街买东西、看完平时没时间看的小说和电视剧等众多项目。

要做的事情太多，可放假时间又太短，她抓紧了每一分钟尽情玩耍，有时追剧追到凌晨，还舍不得关电视。

徐佳怡的妈妈并不赞成女儿的这种"放松"方式，她劝女儿早点睡，要不白天会起不来。

可徐佳怡却用无所谓的语气说："没关系，起不来就多睡一会儿，反正这几天不用上班。"

妈妈摇头道："那怎么能一样呢？白天光线那么亮，还有各种声音的干扰，你肯定会睡不踏实。"

徐佳怡不以为然："我把窗帘拉上，再戴上耳塞，跟晚上睡觉是一样的。"

妈妈最终没能说服女儿，而徐佳怡按照自己的方法"享受"了几天年假后，却感觉身心更加疲惫，并且还出现了头晕、头痛、失眠的情况……

作为身体的"指挥中心"，生物钟会按部就班地发出"指令"，让睡眠、内分泌、免疫等机制有条不紊地运行。可要是像徐佳怡这样随意扰乱固有的生物钟，就会造成睡眠—觉醒节律紊乱，也会干扰正常的生理活动。虽然徐佳怡对自己的睡眠时间进行了部分补偿，但是睡眠质量的下降却是无法弥补的，被干扰的生理功能也无法得到补偿，所以"补觉"其实是得不偿失。

因此，我们千万不要轻视生物钟的影响，不要以为熬夜不会对自己造成损害，只要白天补补觉就足够了，这种错误的观点只会让生物钟紊乱的情况更加严重，会影响正常的工作、学习和生活。

那么，如果已经出现了生物钟紊乱的情况，我们该如何进行调整呢？

1.规划好自己的睡眠时间

每天晚上最好在11点之前上床就寝，不要随意熬夜。第二天早上，最好也要在固定的时间起床。这样可以维持睡眠—觉醒节律，建立规律良好的作息习惯。

当然，在最初调整睡眠时间的时候，你可能会觉得很不舒服，此时你应当尽量克服不适，要坚持3天至3周的时间准时入睡和起床，紊乱的生物钟才能被调整过来。

2.规划好自己的饮食

每天最好在固定的时间进餐，比如在早上7点吃早餐，这时经过一夜休整的胃肠道已经完全苏醒，消化系统开始运转，能够高效消化和吸收营养。

午餐应安排在中午12点左右，此时经过一上午紧张的工作或学习，身体正需要补充能量。

在下午3~4点之间，如果你感觉思维变慢，心情也有些烦躁、焦虑的话，可以吃一些水果或坚果，为身体补充一些能量。

晚餐可以安排在晚上6点左右，不要吃得太晚，以免增加肠胃负担，也会影响到睡眠。

此外，在睡前尽量不要吃东西，也不要吸烟或饮用咖啡、茶、酒类，以免神经系统过度兴奋，容易诱发失眠。

3.调整生活习惯

为了让生物钟恢复正常运行，你还可以调整自己的生活习惯，比如可以通过下午的适度运动、睡前洗热水澡或泡脚来调整自己的身心状态，有助于提高睡眠质量。

睡前泡脚可以改善血液循环、促进新陈代谢，还能消除疲劳、放松神经，使你能够找到睡眠的"感觉"。特别是那些在冬天因为手脚冰冷难以入睡的人，在睡前泡脚就能够改善这个问题，睡眠质量也能够获得提升。

不过，睡前泡脚的时间不宜过长（尽量不要超过20分钟），以免身体出汗太多，容易引发体虚头晕。同时泡脚的水也不宜过热，应以双脚皮肤感觉略热为宜。

总之，只有调整好了生物钟，你才能够找回良好的睡眠，而这需要你注意保持规律的生活节奏，养成良好的生活习惯，长此以往，才能让生物钟恢复平衡正常的运转。

周日失眠症：休息时间也要保持正常作息

"周日失眠症"是很多上班族、上学族身上普遍存在的问题。这类失眠者在周一到周五往往能够遵守正常的作息制度，可是一到周末，他们就会自我放松，常常会尽情玩耍到午夜、凌晨，然后又会延迟起床，由此就会让自己的生物钟向后推延。

等到周日晚上该睡觉的时间，他们虽然极力想要入睡，却总是无法如愿。而周日睡眠质量极差，自然会影响到他们在周一的工作和学习表现。

又到周末了，经过了一周紧张的工作后，小何决定好好放松一番。

周五的晚上，他接受了朋友的邀请，到朋友家一起玩游戏，直到凌晨2点多，实在困得受不了，他才不情愿地上床睡觉。

星期六这天，他一直睡到上午10点半，才懒洋洋地起床了。按理说，他入睡的时间已经达到了8个小时，能够满足身心休息的需求。可一觉醒来后，他却觉得浑身无力，头部和双眼也有些胀痛的感觉。

"今天晚上我一定按时睡觉。"小何对自己说。结果到了晚上该睡觉的时候，他又舍不得关掉电视了。他的双眼被精彩的电影画面吸引，不知不觉又开始了新一轮的熬夜……

星期天他起床的时间更晚了，整个人的精神状态也更差了。可是第二天就是星期一，他不得不回到工作岗位上，所以他强迫自己在晚上11点就准时上床。

然而，他在床上翻来覆去很久，就是无法入睡。眼看着时间一分一秒地过去，他的心情沮丧极了。

小何在无形中染上了"周日失眠症"，究其根本，**还是因为正常的生物钟特别是睡眠节律被突然打乱。**

每个人都有自己独特的睡眠节律，它是由人体的大脑和各级神经系统控制的：在人体感到疲惫的时候，大脑皮层会将**"抑制"信号**通过神经系统不断扩散，你就会感到强烈的困意，并会进入睡眠状态，使机体得到自我休息和调整的机会。而在充分的休息之后，大脑又会发出**"清醒"信号**，使你从睡眠中慢慢苏醒过来。

那些在周末熬夜晚睡、赖床晚起的人，一次又一次打破正常的睡眠节律，使神经系统无法准确、及时地发送和处理"信号"，之后就会出现该睡的时候没有困意，该醒的时候却昏昏沉沉的情况。

想要摆脱这种恼人的"周日失眠症"，需要做到以下几点。

1.不要将周末时间安排得太紧

很多人一到周末就会像小何这样抓紧每一分钟玩乐，不是呼朋引伴外出游玩，就是在家通宵达旦地上网冲浪，整个周末几乎没有给自己留下一点休息时间。

这样的生活方式不但会让身心过度疲劳，还会**打乱睡眠—觉醒节律，容易造成自主神经系统紊乱**，更会引起或加重失眠问题。所以这类人应注意合理安排玩乐和休息的时间，要给自己疲倦的身心以足够的缓冲期。

2.不要把周末当成"补眠"的机会

有些人平时工作比较辛苦，到了双休日，常常会躺在床上大睡特睡，认为这样可以把自己平时缺的觉都补回来，可这样的做法并不科学，不但无法弥补平时缺少的睡眠，还有可能对身体造成更大的危害。

美国科罗拉多大学博尔德分校的研究人员曾经做过相关实验，他们发现平时睡得少、周末大量补眠的人群会有**夜间进食增多、体重增加、胰岛素敏感性降低**等多种问题。不仅如此，周末睡得太多，也会打乱睡眠节律，造成失眠的后果，所以人们不应养成在周末补眠的坏习惯。

3.在周末也要坚持正常的睡眠节律

受困于"周日失眠症"的人应当注意提醒自己，即使到了周末也要继续坚持正常的睡眠节律：**晚上按时睡觉，早上按时起床。这样才不会打乱自己已经习惯的生物钟。**

如此一来，到了周日晚上，你就能够有一个较好的睡眠，周一也能够精神奕奕地上班、上学，而不会出现无精打采、注意力低下的情况。

报复性熬夜：别为了"心理补偿"消耗健康

除了"周日失眠症"外，"报复性熬夜"在现代年轻人身上也不少见。很多年轻人因为白天忙于工作或学习，自感压力过大、心情烦躁，于是选择用熬夜玩游戏、看电视、外出玩耍等办法来自我"补偿"。可是这类"报复性熬夜"，却给年轻人的身心健康埋下了不少隐患。

30岁的公司职员陶敏最近一两年来已经习惯了"报复性熬夜"的生活，她每天白天忙于烦琐的工作，精神高度集中，下班时总觉得身心十分疲惫。

到了晚上，陶敏总是会如释重负地说："现在才是真正属于我的时间。"她会坐在电脑前，刷刷微博，逛逛论坛，再看看短视频……

时间过得飞快，转眼就到了11点，陶敏关了电脑，躺上了床，却还是舍不得睡觉。她总是对自己说："再玩一会儿，玩一会儿我就睡觉。"

她拿起了电子阅读器，聚精会神地看起了之前没看完的一部小说……小说的情节非常曲折，她越看越投入，竟一口气看到了深夜2点。

此时她已经困得连眼睛都睁不开了，但因为脑海中还萦绕着小说精彩的剧情，所以怎么都睡不着。好不容易迷迷糊糊地入睡了，没过几个小时又被闹钟唤醒。

起床的时候她感到难受极了，头昏沉沉的，情绪也很不好。到公司后，她赶紧喝了一杯浓咖啡，却还是觉得提不起劲来。

"以后再也不熬夜了！"她用沮丧的语气对一位同事说着。可她心中却很清楚，到了晚上她还是会控制不住地熬夜。

很多像陶敏这样的年轻人其实也知道"报复性熬夜"有很多害处，可他们就是无法克制"熬夜"对自己的吸引力，这到底是怎么回事呢？

伦敦大学学院心理学博士陈志林曾对这个问题进行过大量研究，他认为"报复性熬夜"背后的心理学机制就是"补偿心理"。

所谓补偿心理，指的是由于主观或客观条件的限制，人们的某些目标无法实现，就会失去心理平衡，并会产生不安感。为了减轻或抵消这种不安，人们会设法用新的目标来代替原有目标，这样就可以用"成功经验"弥补之前的失落和痛苦。

补偿心理实际上是一种心理适应机制，它可以让你的情绪和认知趋向于合理化，有助于维持心理平衡。

以熬夜来说，由于你在白天无法获得自由自在玩乐的时间，作为"补偿"，你就会疯狂地熬夜，希望以此"弥补"这一天的遗憾。

然而，你必须意识到，这种补偿心理是消极的、过度的，它实际上是在透支你的人生。当第二天如约而至时，你会发现自己根本无力承担熬夜的后果。带着沮丧和遗憾的心情，你会觉得白天失去了更多属于自己的时间，于是到了夜晚，你会变本加厉地通过报复性熬夜来进行"自我补偿"，而这将会形成恶性循环，会让你的睡眠质量、身心健康、工作和学习效率日渐下降。长此以往，报复性熬夜还可能造成一种严重的生物钟紊乱情况——"睡眠相位后移综合征"，让你每天无法控制地晚睡晚起，使正常的生活节奏受到严重影响。

那么，我们该如何跳出"报复性熬夜"的深渊呢？心理学家建议我们可以从以下几点做起。

1.提升自控力，对抗熬夜冲动

很多年轻人会陷入"报复性熬夜"，这与自身的自控力不足有很大的关系。比如在夜深人静的时候，在电视、游戏、小说的诱惑下，自控力差的人总是无法抵制诱惑，最终便会陷入晚睡的深渊。

对此，心理学家提示我们要想办法提升自己的自控力，特别是要注意控制自己的冲动行为。就像临睡前产生了想多玩会儿游戏的冲动，你就可以试着静坐一会儿，闭上眼睛，在心中默念这样的话语："我要按时睡觉，按时起床。我不要继续熬夜。"

经常进行这样的训练，能够让你的自控力得到加强，更能提升你整体的意志力，使你能够更好地对抗诱惑、控制冲动，不会轻易成为"报复性熬夜"的俘虏。

2.在白天适当"自我满足"，减少夜晚的"补偿心理"

在强化自控力的同时，我们也应当注意，在一定时间内，自控力的"资源"是有极限的，如果一味对自己严格要求，超越了"自控极限"，那就很有可能会引起"失控"行为。

所以在白天，我们不必对自己过于苛刻，在一些无关紧要的小事上不妨适当"自我满足"，这样就可以留下更多的自控力"资源"，用来控制熬夜冲动。

与此同时，因为白天对自我有所放纵，你的内心也就不会出现过于强烈的"补偿心理"，不会一直做一些意义不大的事情来消耗夜晚的时间了。

3.安排独处时光，为自己减轻心理压力

喜欢"报复性熬夜"的人常常会说："白天的时间都是别人的，只有晚上的时间才是我自己的。"

对于这些人来说，真正重要的其实不是熬夜的时间，而是一段完全属于自己的独处时光。美国斯坦福大学心理学家凯利·麦克戈尼格尔曾经说过："独处时的沉默会让大脑处于一种强化记忆的模式，利于我们内心的反思。当一个人平静独处时，更容易受积极情绪的影响，可以有效分解烦恼，缓解焦虑和抑郁情绪。"

因此，为了减少"报复性熬夜"，你不妨在白天忙里偷闲，给自己安排一小段独处时光，哪怕只是在安静的楼道里静静地站一会儿，也会为自己赢得一段"与外界没有互动，在意识上与他人分离，在心理上可以自由选择个人身心活动"的时间，这有助于减轻夜晚的补偿心理和熬夜冲动。

在进行心理调节的同时，你还可以从生活习惯上进行调整。比如可以将夜间洗漱的时间提前一些，再将卧室的灯光关闭，这样也相当于发出了一个"我该睡觉了"的信号，可以让你尽早进入睡眠状态。

倒班族失眠：科学设置倒班和休息模式

由于工作和工种的原因，很多人需要倒班作业，也因此过上了

昼夜颠倒的生活。他们被称为"倒班族",因为正常的生物钟被频繁打乱,身心得不到良好的休息,所以他们很容易出现失眠问题,平时也会有精神不振、免疫力差、情绪不稳定等问题。

34岁的吕新刚是一名电厂职工,因为工作原因,他需要长期倒班,值夜班的时候感觉非常辛苦,可是下班后回到家中,一时间又睡不着。有时迷迷糊糊地入睡了,没过多久却会被家人起床活动的声音吵醒,醒后就更是难以入睡了。

时间长了,他开始出现严重的失眠,就算不需要值夜班,他也会在床上辗转反侧到深夜2点左右才能睡着,到了早上,他又怎么都睡不醒,白天一整天精神状态都不好,总是犯困,但想睡又睡不着。

最近半年来,吕新刚明显感觉身体越来越差:常掉头发、爱出虚汗、容易心慌气喘,平时还会有注意力不集中、记不住事情的情况。他的脾气也变得越来越差,总觉得烦躁不安,还会为一点小事与家人争吵不休……

像吕新刚这样的"倒班族"普遍存在睡眠质量不高的问题,虽然他们能够在白天补觉,但白天也是社会大众正常活动的时间,所以他们很容易受到干扰,睡眠会被打断,补觉的质量其实并不高。

更何况即使周围的环境比较安静,但他们的生物钟特别是睡眠—觉醒节律已经出现了紊乱，阳光有利于褪黑素分泌，所以也很容易出现入睡困难问题，白天睡眠的实际时间远远少于夜间。

那么，"倒班族"该如何解决这些问题呢？

1.注意调整自己的情绪

长期倒班打乱了人体生物钟，会引起内分泌失调，也会让"倒班族"出现情绪波动甚至情绪失控的情况，而情绪不稳定更是容易引起或加重失眠。

因此，"倒班族"一定要重视负面情绪的疏导工作，平时可以多和家人、同事进行沟通，以缓解压力，打开心结。

另外，在上夜班前的白天，如果感觉难以入睡，也不必强迫自己躺在床上，否则更会加重焦虑情绪；此时不妨做一些轻松、愉快的事情，如听音乐、阅读、观赏电影等，以便让自己慢慢放松，之后便可自然入睡。

2.尽量采用科学的倒班模式

如果工作要求必须倒班，你也要注意避免频繁倒班，在上完一个夜班后应当安排足够的休息和睡眠时间，切不可让自己连轴转，否则会对身心造成严重损害。

另外，睡眠专家建议"倒班族"尽量按照"正顺序"（即顺时针方向）倒班，具体的做法是先上白班，再上小夜班，然后是大夜班，之后休假。按照这样的倒班模式，人体能够较快适应新的作息时间，有助于减少失眠。

3.合理安排睡眠时间

有的"倒班族"在值夜班后，常常喜欢躺在床上昏睡一整天，但这样做并不能够缓解疲劳，反而会让自己感觉头晕、乏力。所以你在白天仍然要合理安排睡眠时间，睡眠专家建议可以按照个人情况采用分段睡眠的方式，休息的效果会更加理想。

比如下夜班后，可以先睡上4个小时，醒后可以吃饭或处理一些个人事务，等到临上班前再睡2~3个小时，就不会感到困倦，而且也不会耽误正常的饮食。

4.白天睡觉要布置好环境

为了保证白天的睡眠质量，"倒班族"在睡前还应当注意布置好环境。比如为了避免家人打扰，"倒班族"可以在一间单独的卧室中睡眠，还可以在房门上挂上"请勿打扰"的牌子，同时要叮嘱家人在屋内走动或处理家务时声音尽量放轻一些。

另外，由于白天光线较亮，会干扰睡眠，你很有必要准备遮光窗帘，再戴上眼罩，以便让自己尽快进入适合睡眠的状态。

5.注意做好饮食调节

"倒班族"还要注意，在上夜班的时候，尽量不要用吸烟、喝浓茶或喝咖啡的方式来提神，否则其中的咖啡因等成分会让神经系统过度兴奋，也会加重失眠问题。

与此同时，"倒班族"要注意补充一些具有抗疲劳作用的食物，如富含维生素 A 的动物肝脏、蛋黄、鱼类，富含优质蛋白质的鸡蛋、大豆、芝麻等。

此外，在白天临睡前，"倒班族"还可以喝适量的温牛奶，因为牛奶中含有丰富的色氨酸，对失眠也有一定的缓解作用。

时差反应：小心！别被时差唤起你对失眠的恐惧

需要乘坐飞机进行跨时区长途旅行的人们往往会为"时差反应"而烦恼。"时差反应"也是由于身体正常的生物钟被打破而引发的一系列生理节律紊乱的现象，像夜间失眠、白天昏昏欲睡、头痛、心悸、恶心等都是"时差反应"的典型症状。

36 岁的黄和秋因工作需要，到美国出差 1 个月。他平时睡眠质量就不太好，很担心自己到了异乡后，失眠的问题会变得更加严重。

但果然如他所料，到了美国后，他一连几天都没有睡过一个好觉。平时在国内每晚能睡 4~5 个小时，可现在连 2 个小时的睡眠都无法保证。

早上起床后，他感到十分疲倦，头脑很不清醒，无法集中精神思考问题，情绪也变得烦躁不安，原定的考察、学习活动也受到了影响。

更糟糕的是，他的胃肠道功能也出现了紊乱，常常感觉腹部隐隐作痛，食欲大不如前，进餐后还会有腹泻情况……

黄和秋正在被严重的"时差反应"困扰，之所以会出现这种反应，是因为人体生物钟具有24小时循环的特点，其运行规律与地球自转周期相吻合。

在生物钟的影响下，人们会有规律的睡眠、清醒和饮食行为，同时人们的体温、血压、心跳、呼吸频率、激素分泌等也会出现规律的变化。就像正常人的体温在凌晨睡眠时最低，从早上7~9点开始快速上升，到下午5~7点时达到峰值，之后则会逐渐下降；同时，人体的肾上腺皮质激素会出现夜间分泌少、白天分泌多的规律，而生长激素的分泌规律却正好相反——呈现出白天少、夜间多的变化规律。

人体生物钟是有一定的自我调节能力的，如果旅行目的地与自己原本所在地的时差不大（不超过3个小时），旅行后的时差反应一般并不明显。可要是在短时间内进行了横跨数个时区的旅行，来到了时差较大的目的地，人体生物钟就无法与当地的昼夜周期同步，原本习惯的睡眠—觉醒节律、饮食规律、体温变化、激素释放节奏等都会被打乱，继而就会出现让人烦恼的"时差反应"。

就像黄和秋从国内飞往美国，时差可达12~13个小时，也就是说，在美国应当入睡的时间却是国内人们白天积极活动的时间，所以黄和秋在美国会出现晚上睡不着，白天却昏昏欲睡的情况。

那么，像黄和秋这样的跨时区旅行者应当如何进行自我调理，以预防或减弱"时差反应"对自己造成的负面影响呢？

1.根据航班方向进行光线调节

以神经学家劳伦斯·雷希特为代表的众多科学家通过研究发现，人们自东向西飞行比自西向东更容易适应时区变化。

所以你可以根据自己的航班方向采取不同的方法进行自我调节。比如航班是自西向东飞行，那你可以提前几天早睡早起，醒后可以开亮卧室的灯光，使自己提前适应目的地的昼夜节律。到了旅行当天，你就可以戴上太阳镜，以尽量避开光线，这可以帮助你"拨快"自己的生物钟。

如果航班是自东向西飞行，你就应当设法"调慢"生物钟：不妨在夜晚也将自己暴露在光线中，同时可以延迟一些上床睡觉的时间；而在旅行当天，则无须戴太阳镜，以尽量多接触光线，这样就能保证光线变化和你的生物钟相对应。

2.通过饮食调节生物钟

很多人为了消除"时差反应"，会在飞机上喝咖啡来提神，可这无疑会让失眠问题变得更加严重。因此睡眠专家提醒我们在飞机上要多喝水，少喝咖啡或其他含有咖啡因的饮料。

到达目的地后，早餐你可以多吃一些富含蛋白质的食物，以帮助自己保持清醒，也可以让身体尽快适应新的节律。

3.通过积极的活动提高适应力

如果你在白天抵达目的地，一定要注意不能急着休息。为了帮助自己更好地适应新的环境，减少"时差反应"带来的痛苦，你可以给自己安排一些简单轻松的活动，让自己能够沐浴着阳光，在户外走动一番，或是做一做轻负荷的、节奏舒缓的运动，以恢复活力。与此同时，你的头脑也能够保持清醒，可以一直坚持到当地的夜晚降临，再上床睡觉。

当然，在进行作息调节的同时，你还应当注意调适自己的心理，要提醒自己努力保持心态平和，不要对"时差反应"产生较强的紧张、害怕情绪，否则会让失眠和其他症状更加恶化。

你应当尽量保持平静，慢慢地适应新的节奏，以便自然而然地调整好身心，逐渐摆脱"时差反应"对自己的影响。

季节性情感障碍：别让季节变换扰乱你的睡眠

人们经常会用"伤春悲秋"来形容那些因为季节、景物变化而多愁善感的人。可你知道吗？"伤春悲秋"其实是有心理学依据的。

德国著名的精神病学家克雷丕林曾经对大量病人进行过长期细致的观察和研究，总结出了"季节性情感障碍（SAD）"这种特殊的心境障碍。克雷丕林认为有的人会在每年秋冬季节规律性地出现抑郁发作的情况，而在春夏季，抑郁情绪会得到缓解，代之以轻度躁狂的情况。

这种季节性情感障碍通常起病于成年期，平均起病年龄是23岁，女性患病概率约为男性的4倍。

季节性情感障碍不但会影响正常的情绪反应，还会干扰睡眠，会引起失眠、多梦、白日困倦、嗜睡等多种睡眠问题。

32岁的李明玉平时性格开朗外向，可是近2年来，一进入深秋季节，随着天气转凉，白昼缩短，又出现了持续的阴雨天气，李明玉就会感到很不舒服。她白天经常犯困、打瞌睡，还会有心慌、心烦、呼吸不畅、莫名烦躁的情况。

为了缓解不适，她会在晚上早点上床，想要尽早休息，可上床好半天，却一直睡不着。好不容易迷迷糊糊地睡着了，却又容易醒来，有时还会断断续续地做梦，让她怎么都睡不踏实。

起床时她的心情非常糟糕，一点都不想去上班。洗漱时她看着镜中憔悴的自己，还会哀叹道："生活可真是没意思。"

到了公司，她的坏情绪依然没有好转，有时因为过于烦躁，她竟然无法正常工作。

再三考虑之下，李明玉来到医院心理科就诊。医生诊断后，确认李明玉患上了"季节性情感障碍"。

发生在李明玉身上的问题，与季节变换引起的光照减少、气压降低、湿度增大等有很大的关系，其中以光照减少最为关键。

人体生物钟虽然会像事先编写好的程序一样自然运转，但它也会受到光线、温度、进食、药物等多种因素的影响，这些因素能够将人体内部的昼夜节律与外界24小时的昼夜步调协调起来，因此被称为"授时因子"。

在众多的授时因子中，光照的作用最为重要，它对人体有着无法替代的影响。这是因为人体大脑中的松果体会分泌褪黑素，这种激素能调节其他激素，使人体昼夜节律保持正常。而光照减少会使褪黑素的分泌量增多，因而会让人们在不该入睡的白昼出现昏昏欲睡、精神不振、情绪低沉、注意力下降的情况；可到了晚上该睡觉的时候，正常的睡眠节律又遭到了干扰，就会出现睡不着、睡不实的情况。

生理节律紊乱、内分泌失调又会引发情绪和精神状态的紊乱，因而会出现一系列的情绪和心理症状。

比如，患有"季节性情感障碍"的人在发病期间会被抑郁、焦虑、紧张情绪所困扰；会出现自我价值感降低的情况；还会有情绪易激惹的问题，有时可能会有不恰当的哭泣；此外，他们还会有意志消沉、缺乏活力、社交能力减退的问题，也不能很好地应对工作、生活的压力。

那么，我们该如何应对"季节性情感障碍"，不让季节变换扰乱自己的睡眠和心境呢？

1.增加接受日照的时间

在秋冬季节白昼缩短后，我们尤其要注意增加外出时间，以接受充足的日照，使褪黑素恢复正常分泌，让紊乱的睡眠规律逐渐恢复常态。阳光还能帮助合成大脑内的神经物质5–羟色胺，它能让大脑产生"满足感"，会让你感觉心情愉快，有助于缓解"季节性情感障碍"引发的情绪失调。

不过，有些地区秋冬季节阴雨连绵，难见阳光，此时为了避免出现"季节性情感障碍"，你可以尝试人为增加室内光照强度，这可以带给自己一个较好的心情；同时你还可以使用除湿设备，尽量降低空气湿度，也能缓解胸闷，舒缓压力。

2.适当释放积压已久的不良情绪

在"季节性情感障碍"的影响下，你常常会感觉自己被不良情绪缠绕，会有一种透不过气的感觉。这时千万不要刻意压抑自己的情绪，而是可以向自己信任的亲人、朋友适时表达情绪，让他们了解你心中的苦闷，并可以为你提供一些良好的建议。这种情绪释放的过程也会让你有一种"如释重负"的感觉，有助于缓解心理不适。

需要指出的是，如果你的抑郁、焦虑情绪已经严重影响到了睡眠和正常的生活、工作，你就应该尽快到正规医疗机构寻求帮助。医生会根据病情程度不同分别进行心理咨询、光照治疗、认知行为治疗、抗抑郁药物治疗等，以帮助你尽快度过季节变换引发的身心危机。

❓ 小测试：你的睡眠习惯是否符合生物钟？

请判断下列观点是否正确：在你认为正确的观点后打上"√"，在你认为错误的观点后打上"×"。

1.不用担心每天晚上睡眠时间不够，只要白天的警觉性和活动能力良好，说明已经睡够了时间。

2.白天工作太紧张，晚上可以尽情玩耍到困意浓重时再睡觉。

3.深夜感觉困倦时，可以多喝几杯浓茶提神。

4.晚上躺在床上仍可以思考白天没有处理完的工作，脑海中充满了各种与工作有关的想法。

5.临睡前吃一顿丰盛的夜宵，防止夜间饥饿。

6.睡眠不好的人，可以在睡前泡脚20分钟。

7.如果不能很快入睡，可以立即起床到另一个房间去，做一些放松性质的活动。

8.如果在半夜突然醒来，不要看表，继续转身睡觉。

9.周一到周五没有睡好，可以通过周末白天补眠来消除疲劳感。

10.上夜班前的白天，即使不困也要躺在床上。

答案与解析：

1.√。如果你已经建立起了良好的作息习惯，生物钟能够正常运转，睡眠质量可得到保证，即使你没有睡够8小时，醒后也会有较好的精神状态。这说明你的睡眠是充足的。

2.×。不管白天有多么紧张、劳累，你都不能故意推迟自己的入睡时间，否则会干扰生物钟运转，会影响正常的睡眠—觉醒节律。

3.×。茶中含有咖啡碱、儿茶素，有兴奋提神的作用，会让你难以入睡；而且喝过多茶水还会增加夜起上洗手间的次数，也会影响睡眠质量，并且还会造成生物钟紊乱。

4.×。睡前思虑过多会引起失眠，也会影响生物钟的正常调节作用。

5.×。睡前2小时内尽量不要进食，否则一方面会引起热量堆积，容易引发肥胖；另一方面会给消化系统造成负担，也会使大脑活跃，容易诱发失眠。

6.√。睡前泡脚能消除疲劳，可帮助你静心安神，使你更快地进入睡眠状态。

7.√。睡不着时不必勉强入睡，而是可以稍事活动，待睡意自然产生后，入睡会更加容易。

8.√。半夜醒来要尽量让身体恢复到放松状态，争取尽快入睡。尽量不要从床上坐起来，也不要起床看表或看手机，否则会让睡眠中断，也会干扰正常的生物钟。

9. ×。周末仍然要按照正常的生物钟安排作息，不能随意改变入睡和醒来的时间，否则容易诱发"周日失眠症"。

10. ×。上夜班前的白天，不必强迫自己躺在床上，否则容易因睡不着而滋生焦虑情绪，会更加影响生物钟和睡眠—觉醒节律。

评分标准：

上述10道题目，判断正确者得1分，最后计算总分。

总分9~10分，说明你能够按照生物钟的运转规律养成良好的睡眠习惯，可以保持较好的睡眠质量。

总分7~8分，说明你有不错的睡眠习惯，但还有少许做法需要改进。

总分4~6分，说明你的睡眠习惯不佳，需要注意改变一些干扰生物钟运转的坏习惯。

总分0~3分，说明你的睡眠习惯较差，平时睡眠质量也不理想，需要立刻调整紊乱的生物钟，以免睡眠问题加重。

本题为方便大家更快速地了解有关睡眠的知识，结果仅供参考。

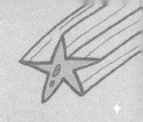

第八章

调整生活方式，掌控睡眠才能掌控人生

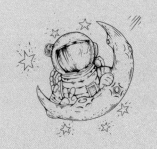

建立睡前仪式：给夜晚一个完美结束

为了改善睡眠质量，你可以在入睡前做一些睡眠仪式。这是一些固定化的、程序式的任务，它们可以帮你舒缓情绪，并让你从心理上做好入睡的准备。

在睡前仪式完成后，你的人脑会自然而然接收到这样的"信号"："清醒的时间已经结束了，下面是准备睡觉的时间了。"于是，你可以更加容易地进入一种适合睡眠的状态，有助于告别失眠、安然入睡。

有美国"新媒体女王"之称的阿里安娜·赫芬顿是一个十分重视睡眠的人，她曾指出"睡眠是能够提升表现的终极药物"，并呼吁每个人都要保持充足的睡眠。

赫芬顿曾经有过度疲劳和睡眠不足的问题，在几个连续失眠的夜晚后，她在办公室突发昏厥，头部撞到了办公桌上，造成了眼角撕裂、颧骨骨折。

这个惨痛的教训让她认识到了睡眠不足的严重危害。从那以后，她开始反省自己的生活，并离开了自己一手创办的《赫芬顿邮报》，重新创立了健康内容平台"Thrive Global"，致力于宣传健康的睡眠方式。

现在的赫芬顿十分注意区分工作和生活的界限，她每天下午会准时下班回家，还会定期参加健身锻炼。到了夜晚，她会用一套标准化的睡前仪式来迎接睡眠：

临睡前2个小时，她会准时关闭电子设备，把它们请出卧室，让自己和电子世界断开连接。

之后她会洗一个热水澡，以消除疲惫，放松神经，促进睡眠。

沐浴结束后，她还会浅酌一点有助眠作用的洋甘菊茶或薰衣草茶，之后才会舒舒服服地上床睡觉。按照这样的做法，她常常能够很快入睡，而且可以安睡7~9个小时，这让她收获了更有效率、更有满足感的生活。

赫芬顿的睡前仪式包括"请出电子设备""洗热水澡""喝助眠茶"等一系列固定的活动，这些活动其实不是随便安排的，而是各有其特殊意义的。

比如"请出电子设备"的主要目的是让她停下当前正在进行的活动，好让紧张的大脑获得休息，然后准备进入睡前流程。

而"洗热水澡"能够起到放松身体和舒缓情绪的作用，可以让她的身心为入睡做好进一步的准备。

至于"喝助眠茶"则是在向身体和大脑发出入睡的"信号"，使她知道这是睡前能做的最后一件事情，接下来就要迎来一整晚的睡眠了。

我们也可以给自己安排固定的睡前仪式，其中的环节和流程可以按照自己的喜好来设计，不必照搬赫芬顿的做法，但是一定要注意把握以下几点，才能让睡前仪式起到促进睡眠的作用。

1.选取的活动要有仪式感

睡前仪式选取的活动应当有一种仪式感，可以让你对睡眠这件事产生重视，并会使你的大脑接收"应该入睡"的信号，所以你不应当选一些过于平常、琐碎的事情如刷牙、洗脸、铺被子等作为仪式，而是可以选择像洗热水澡、做瑜伽、冥想、听音乐、和亲人互道晚安这样稍微正式一些的活动作为你的仪式。

需要指出的是，你的仪式不应当有影响睡眠的因素，比如有的人将睡前看惊险电影、打电子游戏作为仪式，而这会让大脑过度兴奋，反而不利于睡眠，所以你应当将这种活动从睡前仪式中剔除。

2.睡前仪式的环节不宜过多或过少

睡前仪式不必安排过多环节，否则会让你的睡眠时间推后，会影响正常入睡。但是睡前仪式的环节也不宜过少，否则就无法让你将正在进行的活动和入睡区分开来。

因此，我们不妨参考赫芬顿的做法，给自己安排3个环节的仪式，这就是比较合适的数量，能够培养出恰到好处的仪式感。

3.找到最恰当的仪式顺序

在最初进行睡前仪式的时候，你可能会感到有些不习惯，此时你不妨调整一下仪式中各个环节的顺序，看看哪一种顺序最能够帮助你入睡。

找到最佳顺序后，你就要在每天晚上的固定时间点坚持去做，这样你将会形成规律的作息，入睡时间会缩短，夜醒次数会减少，睡眠总时间也将延长。

摆脱"手机依赖症"：你是不想睡还是不能睡？

智能手机已经成了很多人生活中不可或缺的一部分，手机先进、丰富的功能给人们带来了很多方便，却也将一种新型心理疾病——"手机依赖症"带给了人们。

患上了"手机依赖症"的人往往将大部分注意力集中在手机上，如果手机不在身边，或是手机不能连接网络，就会让他们心中产生焦虑、烦躁情绪。不仅如此，手机依赖症还会引发睡眠不足、学习成绩下降、工作效率降低等多种问题。

28岁的初中教师李杰是一个思想前卫、喜爱新鲜事物的人。每天工作之余，他最大的爱好就是拿起手机在网上浏览最新的信息，或是观看最新颖有趣的视频。

由于玩手机过于投入，他有时竟会忽略自己手头的工作。上课前需要认真备课，可他为了挤出时间玩手机，常常会态度敷衍地草草了事；上课站在讲台上时，他也会情不自禁地想起之前在手机里看到的有趣的短视频，因而常常显得心不在焉，教学效果可想而知。

到了晚上，李杰更是找到了玩手机的机会，他会一直玩到深夜一两点才睡觉，上床后又会因为过于兴奋久久无法入睡。第二天早上起床时他会觉得十分难受，去上课时也觉得没有精神……

时间长了，李杰自我感觉身体状况越来越差，情绪也很不稳定，总是会没来由地烦躁不安、爱发脾气……

李杰对这种情况十分担心，他趁着放假的机会去医院的心理科就诊。心理医生告诉他，由于他对手机产生了严重依赖，已经影响了正常思考，并会对身心健康造成严重影响，因此需要"戒断"手机，之后还需要3~6个月的系统心理治疗才能逐渐恢复。

出现在李杰身上的"手机依赖症"并非个案，2019年，伦敦国王学院的心理专家对随机挑选的4万多名年轻人进行了调查，发现其中有23%的人对智能手机存在过度依赖，并因此引发了失眠等身心健康问题。

专家认为，"手机依赖症"的危害主要表现在以下几个方面。

1.会加重心理不适应情况

对手机过度依赖的人在日常生活中会频繁使用手机，平时无论要去做什么，都一定会把手机带在身边，否则就会觉得心烦意乱，无法自如地做事情；如果有一段时间没有听到手机铃声或各种通知的声音，就会感到不适应，会把手机拿出来查看，并会因为没有收到消息而产生失落感，有的相对缺乏自信的人还会因此产生自我挫败感。

2.会引发或加重睡眠障碍

人们在玩手机的过程中往往会忽略身体和心理的疲倦感，再加上有的人自控力较差，常常会通宵达旦地玩手机，却忘记了应该及时停下休息，由此就会打乱正常的睡眠节律。

不少人还喜欢躺在床上玩耍手机等电子产品，屏幕发出的光线会阻碍褪黑素正常分泌，因而会引起入睡困难，还会让睡眠处于"浅状态"，由此更会打乱人体正常的生物钟，会引发多种睡眠障碍。

3.会引发"注意力障碍"

手机功能丰富，人们在玩耍手机的时候往往会处于"多任务"状态——不时地从一个程序切换到另一个……长此以往，人们的注意力难免会受到严重影响，思维也会不断被打断，思考力将会大大下降。平时工作、学习中遇到比较困难的问题时，思考也会难以深入。

既然"手机依赖症"会带来这么多问题，我们又该如何摆脱这种新型心理疾病呢？

1.注意降低手机的使用频率

为了减少对手机的依赖，你可以对手机上的各种应用进行整理，删除其中用处不大或用途重复的应用，以便让手机的功能尽量简单化，减少它对你的诱惑性。

之后，你可以将非紧急的应用通知设为"关闭"状态，这样就能够减少因为手机打扰而分心的可能。

另外，在睡觉前，你可以将手机"请出"卧室，同时要严格要求自己，在该睡觉的时候不能再使用手机。

2.将生活的重心从手机转移到其他事情上

为了摆脱"手机依赖症"，你还要学会转移自己的注意力，多从事一些有益于身心健康的活动。比如，你可以停止玩手机游戏，代之以阅读、玩益智游戏、做园艺、练习书法、绘画、饲养宠物之类的活动。这些活动能够帮你放松心情、缓解压力，因而可以让你获得高质量的休息。

另外，你还可以放下手机，来到户外，去参加一些体育运动，或是与朋友、亲人聚会、郊游，这也能够让你发现生活的趣味，并会让你感到身体放松、心情舒畅、情绪欢愉，对于保持身心健康非常有利。

当然，如果你的"手机依赖症"已经比较严重，并引起了失眠、抑郁、焦虑等问题，单靠自我调节可能很难起到明显效果，此时你就应当向心理医生求助，以尽早摆脱"手机依赖症"的困扰，恢复正常的睡眠和生活节奏。

睡前阅读：疏解负面情绪，达到身心平衡

当你在睡前放下了手机，觉得有些无所适从的时候，不妨拿起一本书开始阅读。阅读不仅能够让你增长见识，还能改善睡眠质量。

英国萨里大学的研究人员发现，当你在睡前阅读了一些内容健康、文字美好的书后，你的压力水平会比阅读前至少降低68%，与此同时，你的负面情绪也会得到疏解，这会让你更容易入睡，并有可能获得真正宁静的睡眠。

情感心理学家苏岑非常喜欢在睡前阅读书籍。她认为"读书是一个与自己对话的过程，也是一个平复心情的过程"。

虽然每天的工作十分繁忙，但苏岑一定会在晚上的固定时间结束工作，然后用1个小时的时间读书。

对于所读书籍的内容，她也做过精心挑选，为了不加重思考的负担，不影响自己的睡眠，她会选择阅读一些自己喜欢的、充满正能量的情感类小说。像《佐贺的超级阿嬷》等都是她百读不厌的睡前读物。

在阅读书籍的过程中，她感到自己在白天积累的疲乏和压力都在慢慢缓解，书中那温暖动人的文字安抚着她的心灵，让她能够达到一种身心平衡的状态……在这种状态下入睡，不但能够减少入睡时间，还能提升睡眠质量，让她睡得十分香甜。

阅读，作为一种行之有效的心理减压方式，非常适合用于睡前放松。当你沉浸在阅读中时，电子设备带来的信息焦虑和情感匮乏都将得到"治愈"，被压力和负面情绪引发的睡眠问题也能得到缓解。

当然，睡前阅读不是随随便便地拿起一本书就开始翻阅，想要通过阅读来改善睡眠质量，你至少需要做好以下几点。

1.挑选最适合自己的睡前读物

有人喜欢在睡前阅读情节紧张刺激的侦探小说、恐怖小说，这会让大脑过度兴奋，还会让你被恐惧、紧张情绪包围，使你更加难以入睡，即使睡着了，也容易受到书中情节影响，做一些可怕的梦。

因此，睡前阅读一定要选择能让人内心平静的书籍，比如一些优美的散文集、温暖的情感美文、轻松幽默的趣味读物等都很适合。

在选好了读物后，还要注意选择阅读工具。挪威卑尔根大学的研究人员已经通过大量实验证实，睡前阅读纸质书比电子设备更有利于安睡。这主要是因为电子设备的屏幕发出的光线强度是阅读书籍时人眼接收到的光线的2倍，在更高强度的光线刺激下，你的睡意会减弱，入睡时间也会延长。

所以在临睡前的1~2个小时，你就应当放下电子设备，改为阅读纸质书，这样对促进睡眠更有帮助。

2.用放松式阅读代替批判式阅读

在进行睡前阅读时，你应当提醒自己以追求放松、休息为主要目的，所以你不要带着批判的态度去阅读，不必执着于书中某些观点、语句是否正确，只要放松心情，在安静、温馨的氛围中阅读就好。

需要提醒的是，放松式阅读并不意味着你应当全身放松地躺在床上读书，这样的习惯对健康不利，可引发近视，还会导致背部、颈部疼痛。所以正确的做法是端坐看书，时间不超过1个小时，等到有睡意时就可以合上书本去睡觉。

3.调整好阅读时的光线

在阅读时，你还要注意调整好光线。如果光线太亮，会影响褪黑素的正常分泌，会让你迟迟感觉不到困意；可要是光线太暗，又会引起视觉疲劳，第二天起床后容易眼睛发胀、发疼。

因此，你可以准备一盏专供晚上读书用的护眼台灯，再调成柔和的光线，这样视觉效果舒适，又不会影响睡眠。

做好了上述几点后，你可以逐渐习惯睡前阅读这种助眠方式，还可以将它加入你的睡前仪式中，这会营造出良好的睡前氛围，可以帮助你更好地进入优质睡眠。

避免睡前运动：别让"运动性疲劳"影响了你的睡眠

我们都知道运动能够改善血液循环、加快新陈代谢，对保持身体健康很有帮助，而且运动可以刺激大脑中一种化学物质——内啡肽的分泌，会让人体感觉更加轻松愉快，也有助于缓解情绪不佳引起的失眠问题，所以不管你是否失眠，都应当保持适度的运动。

然而，也有不少人在运动后非但没能让睡眠得到改善，反而还出现了生理、心理的疲劳状态，这就是运动学专家经常提到的"运动性疲劳"。

程明是一名办公室文员，平时经常伏案工作，缺少体育锻炼的机会。

最近，他家附近开了一家新的健身中心，程明便去报了一套课程。由于他平时工作繁忙，只能在晚上8点以后上课，回家后还要洗澡、整理东西，一般在11点才能上床睡觉。

最初的几次训练后，程明筋疲力尽地回到家，本以为自己马上就能睡着，可他躺在床上翻来覆去，就是无法入睡。他觉得全身肌肉酸痛难忍，心情也比较亢奋，有时要到凌晨2~3点才能睡着。

到了早上6点，他又会早醒，醒后就再也睡不着了。因为晚上睡得不好，白天也没有什么精神，到了下午会觉得非常困倦，严重影响工作状态。

最初，程明认为这种情况是工作压力大造成的，可慢慢地他发现了一个规律：只要晚上参加了健身活动，就会出现失眠。他这才明白问题是出在健身的时间安排上。

让程明失眠的原因就是"运动性疲劳"。轻度的运动性疲劳稍事休息即可恢复，可要是像程明这样，已经出现了失眠症状，而且休息后还是觉得疲惫不堪，就说明运动量超过了机体承受的负荷，而且运动的时间安排也不合适。

从运动量来看，如果每次锻炼安排的运动量过大，会造成体内酸性代谢物堆积，就会引起肌肉的酸痛感；而且超负荷运动容易引起扭伤、拉伤，造成的疼痛感也会影响睡眠质量。

从运动时间来看，如果选择在睡觉前做剧烈运动，会让身体大量释放肾上腺素和其他激素，使得中枢神经系统处于兴奋状态，会引起心跳加速、亢奋、焦躁；同时睡前运动又会干扰褪黑素的正常释放，会造成大脑皮层兴奋—抑制周期的紊乱，也会引发或加重失眠。

你可以通过以下几种身体表现判断自己是否已经出现了"运动性疲劳"：

（1）运动后脸色明显发白、心跳加快，甚至有心悸感。

（2）运动后大汗淋漓，感觉头晕、恶心。

（3）运动后肌肉酸疼感非常明显，甚至会影响正常的活动。

（4）睡眠质量变差，难以入睡或是会出现早醒情况，且醒后不容易再睡着。

（5）运动后精神不振，休息后仍不缓解。

（6）对运动产生厌烦感或恐惧感，不想再进行运动锻炼。

为了避免出现"运动性疲劳"，你应当合理安排自己的运动强度、运动时间和运动频率，具体的方法如下：

1.不要太晚运动

运动学家告诉我们，下午3~5点之间是最佳运动时间。可是很多上班族、上学族却只能在晚上抽出时间运动，此时要注意选择在晚饭后1小时以后进行锻炼，以免影响正常的消化吸收，也能避免损伤脾胃；但是在睡前的2个小时前就应当结束运动，这样才不会干扰到晚上的睡眠。

2.选择适合自己的运动项目

体育项目虽多，但为了改善睡眠质量，你需要谨慎进行选择。比如你要考虑自己的身体素质、健康状况以及所处环境的客观条件，选择最适合自己的运动项目。

像老年失眠者、体质欠佳的失眠者可以选择一些运动幅度小、节奏缓和的轻运动，如散步、打太极拳、练八段锦等；中青年失眠者、体质较好的失眠者可以选择稍微剧烈的运动如变速跑、游泳、跳舞、练健美操等。但应当注意不要选择过于剧烈的运动如冲刺跑、打拳击、踢足球、快速跳绳等，否则不但会超出身体负荷，还可能造成神经系统过度兴奋，反而会加重失眠问题。

3.注意控制运动时长

很多人总认为运动的时间越长，锻炼效果越好，可是长时间运动容易引发运动性疲劳和运动损伤，所以一定要注意控制时间。

你可以根据自己能够承受的强度，安排40~60分钟的有氧运动；如果运动期间感觉身体不适，就不要勉强坚持，以免引发不良后果。

此外，久坐不动的人在最开始运动时可以先尝试锻炼10~15分钟，待身体适应后，再逐渐延长时间。

4.控制好运动的频率

定期从事适量运动不但能够增强体质，还能帮你舒缓压力，有助于改善睡眠状况。

按照美国运动医学会的建议，运动频率以每周3~5次为宜，这样每次运动后身心还能得到休息的机会，不容易出现"运动性疲劳"。

5.在运动后要注意安排放松练习

在运动之后，人体的肌肉组织还处于紧绷的状态，需要进行放松练习，才能让肌肉慢慢松弛下来，身体的不适感也会得到减轻，不会影响入睡。

你可以抽出10分钟的时间拉伸肌肉、关节、韧带，也可以慢慢行走10分钟。待呼吸平稳、出汗停止的时候，你可以洗一个热水澡，以缓解疲劳，帮助安睡。不过要注意将水温维持在40℃左右，时间控制在20分钟以内。

6.补充足够的水分

运动过程中不可避免地会分泌汗液，也会造成身体缺水的情况，所以在运动后要注意补水，但是要注意控制好喝水的速度，不能大口大口地喝，以免引起呛咳；另外要注意不要饮用含有咖啡因的运动饮料（包括补剂），否则会让中枢神经系统变得更加兴奋，加重失眠问题。

此外，运动后不宜饮用冰镇饮料，否则会引起血管收缩，影响肠胃、大脑等器官的健康。

做好饮食调理：胃不和，卧不安

我国最早的医学典籍《黄帝内经》的《素问·逆调论篇》中有一句名言"胃不和则卧不安"，说的是脾胃功能失调，必然会影响到睡眠，造成睡眠质量下降或不易入睡。

而从现代医学的角度来看，胃肠道的正常功能容易受到内外环境的刺激和情绪因素的影响，在胃肠不适的时候，常常会伴有心烦、抑郁、急躁的情绪表现，也会引起多梦、失眠，这和"胃不和，卧不安"的理念是相一致的。

46岁的成杰是一名脑力工作者，平时工作任务非常繁重，吃饭时难免饥一顿饱一顿的，有时还会用抽烟、喝咖啡、喝浓茶的办法来消除倦意、激发灵感。

久而久之，成杰患上了失眠症，夜里常常只能睡2~3个小时，偶尔会有彻夜不眠的情况，并会伴有心乱如麻、胃脘不适、腹中隐痛、恶心、口苦等症状。

为了治疗失眠，成杰曾经自行服用过中西药物，但都没有什么明显的效果，后来他服用了一些治疗胃脘胀痛的中成药后，却发现随着胃脘不适症状减轻，晚上睡眠情况也有所好转。

于是他来到医院接受了胃镜检查，确定自己患有浅表性胃炎。医生为他安排了系统的药物治疗，并叮嘱他纠正不良饮食习惯，注意戒烟戒酒，少吃对胃有刺激性的食物。

一个月后，成杰的失眠情况得到了显著改善，现在晚上能睡5个小时左右，心烦、胃脘隐痛的症状也在逐渐减轻……

发生在成杰身上的情况便是典型的"胃不和，卧不安"，因为工作的关系，他没有注意善待自己的脾胃，经常饥一顿饱一顿，饮食毫无规律，还经常吸烟、喝浓茶来刺激脾胃，使得脾胃功能持续受损，引起胃痛、胃胀、嗳气、食欲不振、恶心、呕吐、乏力等症状。身体不舒服，自然也会影响到睡眠的质量，会出现入睡困难、易醒、早醒的问题。

不仅如此，患有胃病的人往往会有不同程度的恐惧心理，他们害怕自己会患上严重的胃病，甚至会发展为胃癌，所以他们整日忧心忡忡、悲观焦虑，使得情绪极不稳定，这更是会让失眠问题雪上加霜。

因此，想要摆脱失眠的困扰，就要注意调理饮食，使脾胃功能恢复正常，身体恢复健康状态，睡眠自然也能得到改善。为此，你可以从以下几点做起。

1.要注意营养饮食

每餐中的食物要注意营养搭配均衡，谷薯类、杂豆类、蔬菜、水果、畜禽肉、水产品、蛋类、奶类等应当合理搭配。同时还要注意少油少盐，并要减少辛辣刺激性调味品的用量，这样才能避免对胃肠黏膜的过度刺激，不会在夜间因为胃部灼热、胃痛而影响睡眠。

另外，你可以适当补充一些有助于睡眠的食物如小米、核桃、大枣、桂圆、莲子等。比如小米，不仅营养价值高，还含有丰富的色氨酸，能够通过代谢生成5-羟色胺抑制中枢神经兴奋，使人产生困倦感。而牛奶中含有色氨酸和褪黑素，可帮助减少焦虑，促进睡眠。你可以在食谱中科学搭配助眠食物，让自己"吃"出良好睡眠。

除了食物外，你还应当注意补充充足的水分。不过日常饮水要以温开水或矿泉水为主，不能没有节制地喝咖啡、浓茶，否则会摄入过多的糖分、色素、香料、咖啡因等，容易引起神经系统过度兴奋，也会加重失眠问题。而且睡前要注意不能喝过多的水，以免增加夜间小便次数，会频繁中断睡眠。

2.要注意规律饮食

一日三餐不能随意忽略，也不能暴饮暴食，以免加重脾胃负担。

对于上班族和上学族来说，上午的工作或学习任务一般较重，所以早餐要准备富含蛋白质、碳水化合物的食物，但要注意控制总的摄入量，以免吃得过饱容易犯困。

午餐应当安排富含蛋白质和足量脂肪的食物，这样可以补充上午消耗的能量，也能为下午紧张的工作、学习储备能量。同时可以安排一些新鲜的蔬菜、水果，以补充维生素、矿物质，有助于减少上午工作积存的疲劳感。

晚餐要注意不能吃得过饱、过于油腻，否则会影响正常的消化吸收，胃部会更加不舒服，同时也会影响夜间的睡眠质量。但有的女性为了减肥，常常不吃晚餐，这种做法也是不正确的，不光会损伤脾胃，还容易在夜间产生饥饿感，使人更加难以入睡。所以晚餐要控制好量，一般吃八分饱就可以了，食物可以清淡、易于消化的谷类、蔬菜为主，饭后1小时左右可补充水果、酸奶等食物。

3.要做好饮食卫生

不注意饮食卫生也会引发胃病，所以平时要注意做好食物的储存和清洗工作，不要吃不洁食物或变质食物。

在加工食物的时候，不仅要洗干净双手，还要用沸水将菜刀、案板和各种容器消毒处理干净；另外，即使天气炎热，也不应当食用刚刚从冰箱拿出来的冰激凌、饮料等，以免刺激胃肠，引起胃痛、腹泻；此外，水产品尽量不要生食，以免引起食物中毒等胃肠道疾病。

除了上述三点外，你还要注意调理好自己的情绪，因为情绪不佳也会影响消化吸收，甚至诱发胃病。保持良好的情绪非常重要，这不但有助于脾胃健康，也会让你在晚上睡得更加香甜。

布置好环境，减少"首夜效应"的不良影响

引起失眠的原因非常复杂，但人们大多只会关注心理因素、生理因素对睡眠质量的影响，却容易忽略一类非常重要的因素——**环境因素**。

良好的环境与健康的睡眠息息相关，若是环境中出现了声音、光线、气味等刺激因素，或是环境发生了改变，都可能引起失眠。

美国布朗大学的一个神经生物学研究小组曾经招募了30多名睡眠正常的志愿者，将他们安置在完全陌生的环境中入睡。

在第一个晚上，研究人员观察并记录了志愿者的脑电波活动和肌肉运动情况，结果显示在第一个晚上，志愿者的两个脑半球中，只有右半球进入了深度睡眠状态，而左半球却还保持着一定的脑电波活动。

这说明在完全陌生的环境中，大脑会自动保持"警戒状态"，所以会出现睡不着、容易惊醒的情况；即使你好不容易进入了梦乡，大脑也会让一个脑半球继续"值班"……

有趣的是，在志愿者逐渐适应了陌生的环境后，大脑的

"警觉性"就会降低，入睡也会变得越来越容易。

这个实验中出现的现象就是心理学家常说的"首夜效应"，它也提醒了我们要重视环境，在睡前要注意布置好让自己感觉最轻松、最熟悉的环境，才更容易安然入眠。

下面就告诉你布置舒适睡眠环境的几个步骤。

1.调适睡眠环境的温度

环境温度过高和过低都会给你的睡眠质量带来不良影响。温度过高会影响正常的体温调节功能，还会因为散热不良而引起体温升高、心跳加快；温度过低则会引起代谢功能下降，还会造成皮下血管收缩、皮肤过度紧张，会让你被"冻醒"。

那么，睡眠时的环境温度设定为多少最为合适呢？神经疾病专家克里斯托弗·温特给出的参考数值是15~19℃。在这个环境温度下睡眠，感觉更舒适，有助于更快实现深度睡眠。

2.调适睡眠环境的湿度

夏季睡眠环境的湿度过大，会让人感觉闷热难受、心情烦躁；冬季湿度过大，则会让人感觉非常阴冷、心情抑郁，容易引发失眠。

但要是环境湿度过低，则会因为呼吸道黏膜水分散失而引起口干舌燥、咽喉肿痛、鼻出血等问题，所以睡觉时还要注意用加湿器或除湿机将湿度调节到50%~60%为佳。

3.调适睡眠环境的光线

睡眠环境的光线不宜过强，否则会影响褪黑素分泌，会让睡眠时间缩短。所以睡觉时应关闭卧室的灯光，躺在床上后则要避免使用电子产品，以免屏幕亮光扰乱睡眠。

另外，为了不让室外的路灯、广告牌等影响睡眠，你还可以戴上遮光眼罩，或是使用比较厚重的窗帘以防止室外光线射入。

4.调适睡眠环境的气味

在"芳香疗法"一节中我们介绍了香气对于睡眠的改善作用。在平时布置睡眠环境时，你也可以布置清新、淡雅的香氛，让自己沐浴在怡人的香气中，身心便会觉得非常舒畅，也有助于安然入睡。

不过你应当注意不能在卧室内摆放气味浓烈的芳香剂，以免刺激鼻腔，引发失眠。而且一些芳香剂对神经系统有害，所以要谨慎使用。

另外，很多人喜欢在卧室摆放绿色植物，可是在睡前，你应当把植物搬出卧室，这是因为植物在夜间无法进行光合作用，会吸入氧气、放出二氧化碳，反而会使空气变得混浊。

此外，睡觉时将房门紧闭会导致空气不流通，影响睡眠质量，让你起床后也会觉得头昏脑涨，很不舒服。所以最好在睡前半小时开窗通风，让室外的新鲜空气与室内空气进行充分交换；待睡觉时则要把窗户关小，避免着凉感冒，同时可以将房门半掩，以保持通风。

5.调适睡眠环境的声音

长时间处于噪声环境，你会觉得心情烦躁、无法入眠。睡眠学家通过大量实验证实，入睡环境的噪声最好不要超过35分贝。所以如果周围有噪声的话，你可以戴上适合的耳塞、耳机，倾听单调的"白噪声"或模拟自然环境的声音，这样也能帮助你尽快入睡。

有必要的话，你还可以加装隔音墙、隔音窗帘、隔音玻璃窗，这些都有助于创造安静的环境，使你能够酣然入睡。

6.选用让自己感觉最舒服的床上用品

你应当注意不能选择太高或太低的枕头。太高的枕头会对你的颈椎中段有害，可引发肩膀酸痛、颈椎痛、头晕、头痛等。而太低的枕头又会损伤颈椎下段，容易引发腰酸腿痛、下肢麻木等后果。所以你可以选择能够支持颈椎的枕头，高度可以根据自己的睡姿来确定：若平时喜欢仰面朝天睡觉，可以选择相当于拳头高度的枕头；若平时喜欢侧身睡觉，枕头的高度应与一侧肩膀的高度相近。

至于床垫则应当选择软硬适中的，这样可以让你的体重均匀分布，脊柱也能保持正常弯曲，有助于释放身体的压力，起床后不会感觉腰酸背痛；而床单、被套可以选择柔软、透气的纯棉材质，这会让你感觉更加舒适。

如果因为出差或旅行等原因，不得不在陌生环境入睡，你可以随身带上自己喜欢的枕巾、被套、睡衣，这可以帮你制造一些安全感，使你能够适应新环境，有助于减少"首夜效应"对身心造成的不良影响。

记录"睡眠日记"：逐渐掌控自己的睡眠

在学习并应用本书中介绍的各种调理睡眠的方法的同时，你可以尝试记录"睡眠日记"。它可以帮你详细了解自己的睡眠状况，方便你看到睡眠质量逐步改善的全过程，也有助于你逐渐摆脱对失眠的焦虑和恐惧。

"睡眠日记"的格式没有统一的要求，你可以按照如下的表格样式来填写：

	星期一	星期二	星期三	星期四	星期五	星期六	星期日
上床时间							
入睡时间							
醒来次数							
睡中觉醒时间							
醒来时间							
起床时间							

在填写"睡眠日记"时，你需要注意以下几点：

第一，**要分清上床时间和入睡时间**。我们不可能做到一上床就能顺利入睡，总会有一个间隔时间，这被称为睡眠潜伏期。你可以在临睡前填写上床时间，至于入睡时间和夜间醒来时间是很难准确估计的，你只需填写最接近的时间即可。

第二，**要分清醒来时间和起床时间**。因为睡眠质量不佳的人往往会有"离床困难"，醒后无法做到立刻起床，所以这段时间你也要估算好，等起床后可以立即填入对应的表格中。

第三，**睡眠日记的填写不可间断**。你应当坚持每天填写睡眠日记，这样才能够获得更加丰富的数据，可以更好地把握自己的睡眠质量变化情况。不过若是某天的某项数据没有准确记录，你也不必过于担心，以免增加心理负担，反而会影响睡眠。

在完成了一周的记录后，你可以按照以下的步骤进行数据统计和计算：

第一，**计算自己的平均卧床时间**。卧床时间就是从上床到起床经过的总时长，你可将星期一到星期日的卧床时间相加，再除以7，就能算出每晚的平均卧床时间。

第二，**计算平均清醒时间**。清醒时间包括从上床到入睡的这段睡眠潜伏时间，还有夜间清醒的时间，以及早上醒后到起床的这段时间，你可以将几个时间段加在一起，计算出一天的清醒时间，再将星期一到星期日的清醒时间相加，然后除以7，即可得到平均清醒时间。

第三，**计算平均睡眠时间**。用平均卧床时间减去平均清醒时间，即可得到你在本周的平均睡眠时间。

第四，计算睡眠效率。用平均睡眠时间除以平均卧床时间，再乘以100%，就可以算出自己的睡眠效率。按照睡眠专家提供的标准，睡眠效率大于85%，说明睡眠质量在正常水平，若睡眠效率大于90%，则说明睡眠质量良好。

如果计算出的睡眠效率较低，你就应当积极采取措施来改善自己的睡眠。比如对于"白天睡眠过多，引起夜间失眠"的情况，你就可以通过以下几点进行调节：

第一，白天尽量不要睡觉，感觉困倦的时候可以起身运动一番，或是去卫生间洗洗脸，也可以到户外呼吸一下新鲜空气，以便让混沌的头脑恢复清醒。

第二，吃完午饭后，尽量不要躺在床上，也不要趴在桌子上闭目养神，这很容易让你在不知不觉中睡着。

第三，晚上不妨比平常提前一些上床。比如平时是11点半才上床休息，你就可以提前半个小时，在11点准时躺下，躺下后一定要注意控制自己玩手机的冲动，也不要思考过多过于复杂的问题，而是要尽量放松身心，让自己能够尽早入睡。

第四，假如你已经进行了入睡尝试，但过了30分钟至1小时，你仍然没有睡着，那就不要强迫自己入睡，你可以起床做一些床边运动（注意运动幅度不宜过大，不要让自己出汗），直到出现困意，再上床躺下睡觉。

在进行这样的调整时，最初你可能会觉得很不适应，特别是在白天你会觉得十分困乏，但为了改善睡眠质量，你应当尽量坚持一段时间。一般在一个月后，你就会发现晚上入睡变得容易多了，夜间醒来和早上离床的时间也在缩短。

也就是说，你的睡眠效率正在不断提升，这时你就会发现白天的精神状态比以前好多了，即使中午不午休，下午也不会感到非常困倦。

⑦ 小测试：你现在的生活方式是否会影响睡眠？

请判断下列观点是否正确：在你认为正确的观点后打上"√"，在你认为错误的观点后打上"×"。

1.睡前可以喝一杯红酒来助眠。

2.睡前可以吃少量高蛋白零食（如瓜子、花生等）。

3.每天都应当在相同的时间上床睡觉，即使在周末也不能晚睡。

4.睡前可以通过运动来放松身心。

5.睡前可以喝一些咖啡。

6.下班以后，可以随意地躺在床上看电视、看书、吃东西……

7.午休时可以抓紧时间小憩一会儿。

8.睡前可以读一本惊险刺激的悬疑小说。

9.睡前应当把手机、平板电脑拿出卧室。

10.晚上洗好热水澡，可以立刻上床睡觉。

答案与解析：

1.×。根据《中国成人失眠诊断与治疗指南》的说法，酒精是不能用于治疗失眠的。饮酒后你可能会觉得昏昏欲睡，入睡时间会有所缩短，但并不能让你睡得踏实，你中途醒来的次数将会增多，睡眠会变得很不连贯，整体睡眠质量将有所下降。

2.√。睡前食用少量的高蛋白食品，对褪黑素和复合胺的合成有帮助，可促进睡眠。

3.√。人体需要规律的作息时间，养成习惯后，到了入睡时间更容易产生睡意。如果随意打乱作息时间，会引起睡眠紊乱，所以即使在周末，也要尽量保证在相同的时间入睡。

4.×。睡前是不能做剧烈运动的，这会增加血液流量，还会刺激肾上腺素分泌，容易诱发失眠。所以最好在下午运动，也可以在早起后进行晨练。

5.×。精力不足或感觉疲惫的时候，可以用咖啡来提神，可是在睡前要避免喝咖啡和其他一些含有咖啡因的饮料，以免刺激神经系统，造成呼吸加速、心跳加快、血压上升、大脑过度兴奋，引发失眠、多梦、神经衰弱。

6.×。床是用来睡觉的地方，不应该用来做其他事情，否则你会分不清睡眠与觉醒的界限，容易引发"条件性失眠"——躺在床上难以入睡，在其他地方却能睡得很好。

7.√。短时间的午睡可以为你补充精力，让你能够以更好的状态迎接下午的工作和学习。但午睡时间不可过长，否则会影响到晚上的正常睡眠。

8.×。睡前不应读惊险、刺激的读物，以免造成大脑过度兴奋，引发失眠。

9.√。睡前应把电子设备拿出卧室，以免自己无法抵御其诱惑，不停地刷手机、看电子书，影响睡眠时长和睡眠质量。

10.×。睡前1~2个小时可以洗热水澡，这样可以刺激身体的体温调节系统，促进血液循环，等身体热量有效散出、体温下降后再上床睡觉，就会更加容易入睡。

评分标准：

上述10道题目，判断正确者得1分，最后计算总分。

总分9~10分，说明你的生活方式非常健康，你可以继续保持下去，这会让你拥有良好的睡眠质量。

总分7~8分，说明你的生活方式比较健康，但还有少许做法需要改进。

总分4~6分，说明你的生活方式影响到睡眠，需要注意改变一些不好的做法。

总分0~3分，说明你的生活方式已经严重影响睡眠，平时睡眠质量也不理想，需要立刻进行改进。

本题为方便大家更快速地了解有关睡眠的知识，结果仅供参考。

图书在版编目 (CIP) 数据

失眠星人自救指南：心理学让你安然入梦 / 李鸿源著 . —北京：中国法制出版社，2020.12

ISBN 978-7-5216-1392-6

Ⅰ . ①失… Ⅱ . ①李… Ⅲ . ①失眠—生理心理学②失眠—精神疗法 Ⅳ . ① R749.7 ② B845

中国版本图书馆 CIP 数据核字（2020）第 209449 号

策划编辑：李 佳（amberlee2014@126.com）
责任编辑：李 佳 刘冰清 封面设计：汪要军

失眠星人自救指南：心理学让你安然入梦
SHIMIANXING REN ZIJIU ZHINAN：XINLIXUE RANG NI ANRAN RUMENG

著者 / 李鸿源
经销 / 新华书店
印刷 / 三河市国英印务有限公司

开本 / 880 毫米 ×1230 毫米 32 开 印张 / 8.5 字数 / 168 千
版次 / 2020 年 12 月第 1 版 2020 年 12 月第 1 次印刷

中国法制出版社出版
书号 ISBN 978-7-5216-1392-6 定价：39.80 元

值班电话：010-66026508
北京西单横二条 2 号 邮政编码 100031 传真：010-66031119
网址：http://www.zgfzs.com 编辑部电话：010-66054911
市场营销部电话：010-66033393 邮购部电话：010-66033288
（如有印装质量问题，请与本社印务部联系调换。电话：010-66032926）